● 易　○ 普通　□ やや難　■ 難

● 50 ぼうしがこわい …… 100
● 51 どっちだ?・失語編・Part 2 …… 102
○ 52 ことわざでなく …… 104
□ 53 カテゴリー想起 …… 106
● 54 なきまねカルタ …… 108
□ 55 熟語つくり・Part 2 …… 110
● 56 サイコロっと・失語編 …… 112
○ 57 名所／名物 …… 114
● 58 音楽であてる …… 116
● 59 擬似音カルタ …… 118
● 60 ことわざカルタ …… 120

C．記憶障害

□ 61 サイコロいくつ？ …… 122
○ 62 なんて言った？ …… 124
□ 63 文字ポーカー …… 126
□ 64 何番目？ …… 128
□ 65 リズム呼称・記憶編 …… 130
○ 66 タイムトランプ …… 132
○ 67 伝達ジェスチャー …… 134
□ 68 みんなで …… 136
○ 69 色々神経衰弱 …… 138
○ 70 ことわざ神経衰弱 …… 140
○ 71 違い …… 142
□ 72 順番 …… 144
□ 73 数唱穴くい …… 146
○ 74 広告覚え …… 148
□ 75 話芝居 …… 150
○ 76 指さしカード …… 152
● 77 知人 …… 154
○ 78 以心伝心風物詩 …… 156
● 79 さわってな〜に？ …… 158
● 80 一緒 …… 160
○ 81 新聞穴くい …… 162

D．構成障害

□ 82 まぜパズル …… 164
○ 83 リレーパズル …… 166
○ 84 広告再生 …… 168
□ 85 画用紙 …… 170
□ 86 ザ・つみき …… 172

E．視覚・視空間認知障害

○ 87 どこ？ …… 174
○ 88 ボールまわし …… 176
○ 89 まめリレー …… 178
● 90 yes-no あみだくじ …… 180
○ 91 まる数字 …… 182
○ 92 左文字 …… 184
○ 93 絵合わせ …… 186

F．行為障害

● 94 シチュエーション …… 188
○ 95 2段階命令 …… 190
● 96 指指 …… 192
○ 97 レシピならべ …… 194
● 98 体指し …… 196

G．その他

○ 99 この音どれ？ …… 198
○ 100 何色？ …… 200

参考文献
［付表］評価のための主な検査
おわりに

挿画原案／宮

高次脳機能障害のグループゲーム集

菊南病院診療部言語療法科
大塚裕一・宮本恵美 著

金原出版

はじめに

高次脳機能障害をもたらす疾患は、脳血管障害、脳腫瘍、脳外傷、変性疾患など多岐にわたります。近年の人口の高齢化のペースを考えますと、ますますその障害を有する方々は増加すると予測されます。当然ながら、それらの方々に対するリハビリテーションの必要性や重要性が高まってくることは必然のことでしょう。

障害に対するアプローチとして、個人に対するアプローチ法と小集団に対するアプローチ法があります。個人に対するアプローチ法は理学療法、作業療法、言語聴覚療法、他の職種間でも比較的多数報告されているようですが、小集団へのアプローチ法の報告、手引き書は少ないように感じます。

そこで今回、楽しみながら実施できる高次脳機能障害に対するグループゲーム集を作成してみました。一般的に高次脳機能障害は、全般的障害（意識障害、痴呆）と部分的・要素的障害に分けられますが、本書では部分的・要素的障害の視点から高次脳機能障害を

1．注意力障害
2．言語障害
3．記憶障害
4．構成障害
5．視覚・視空間認知障害
6．行為障害
7．その他

に分類し、それぞれの障害項目別に応じた課題で構成しました。

高次脳機能障害の解説では、医学の専門的な学習をされていない方にも理解していただけるよう、専門用語の使用は極力避けましたので、厳密さに欠く点も多々あることをお許しください。しかしながらゲームの解説においては、各ゲーム毎の解説に対応した挿し絵を挿入し、実施方法をできるだけ具体的に解説いたしました。おそらく高次脳機能障害になじみのない病院、施設の職員の方々でも、気軽に参考にしていただけるのではないかと思います。

最後に本書の完成にあたっては、菊南病院院長室原良治先生、同リハビリテーション科科長北里堅二先生、同作業療法科赤崎臣子先生、四方田優子先生の御助言をいただきました。また大阪リハビリテーション専門学校、九州保健福祉大学、神戸医療福祉専門学校、高知リハビリテーション学院、長崎リハビリテーション学院、柳川リハビリテーション学院の言語療法科の学生さんには、企画の段階でゲームを実践・検討していただきました。お忙しい中、御協力をしていただいた皆様に心より感謝の意を表します。

2003年4月

著　者

Ⅰ．高次脳機能障害に関して

高次脳機能

　人間としてこの社会に生まれてから、年齢を重ねるごとに、取りまく社会環境も変化していきます。人間は、その変化に伴う社会環境の様々な働きかけから、学習、経験を重ねて、その社会にうまく適応して生活するための方法、手段を獲得していく能力をもっています。この能力が**高次脳機能**といわれるものと考えます。一般的には、高次脳機能とは、ほかの動物と比較して、ほかの動物がもちえない人間に特有なあるいは特別に進化した脳機能で、言語、認知、動作、記憶などといった機能が含まれるといわれています。

　このような能力をもっているがゆえに、われわれ人間は、様々な原因で起こる社会環境の急激な変化にも対応して生活していくことができると思います。当然のことですが、この能力が障害されると、社会生活を送るうえで重大な影響をもたらすことは容易に想像できると思います。高次脳機能障害といっても、その障害の種類、重症度は、他人にも気づかれないものから、一人では生活を送れないくらいのものまで様々存在します。しかし共通して言えることは、程度の差こそあれ、個人の日常生活に何らかの影響を与えるということです。それは身体的あるいは心理的なことかもしれません。そのことをまず理解していただいたうえで、大脳の病変によって起こる場合が多いとされる高次脳機能障害について、注意障害、言語障害、記憶障害、構成障害、視覚・視空間認知障害、行為障害に分けて説明したいと思います。

A．注意障害

　日常生活でも“注意散漫”という言葉はよく使われています。どのような場合に使用するかというと、話し手が話をしても、ボーッとして聞いていない、あるいはソワソワして話し手の話に集中できない場合です。ここでは、注意の障害をGeschwind（1982）の注意機能の特性分類より、日常生活上で理解しやすい3項目を抜粋して説明したいと思います。

注意の選択性

　まず一つめは**注意の選択性**です。われわれが生きていくためには、外界に存在する様々な刺激の中から、自分にとってその時点で必要な刺激を選び、注意を向けなくてはいけません。例えば、友人と待ち合わせをします。周りには多数の人がいますが、その中からわれわれは自分の友人を見つけることができます。そのような機能です。

注意の持続性

　二つめは**注意の持続性**です。自分の目的を達成するためには、刺激を選ぶだけではなく、その刺激に一定期間集中する必要があります。例えば人の話を聞くときです。まず話をする人に注意を向けなくてはいけません。しかし、それだけでは話の内容は理解できません。理解するためには、話の内容に注意を向けて、その注意を話が終わるまで持続させる必要があります。以上のような機能です。

注意の転導性

最後に**注意の転導性**です。これは自分で必要と判断した刺激を選択し、注意持続していたとき、状況が変わることにより注意を向けるべき対象を変化させる必要があると判断したら、いままで向けていた刺激から別の刺激に注意を変えて、また同様の過程を行う能力です。例えば主婦の方がアイロンを掛けています。アイロンを掛けているときには、衣服を焦がしたり、火傷しないようにそのことに集中しています。しかし、そこで電話のベルが鳴ると、今までやっていたアイロン掛けに対する注意を中断して、新たに電話に注意を向ける必要があります。このような機能です。

以上３項目の注意の機能に関して説明をしましたが、このような機能に障害が起こると、どのような状況に陥るか想像ができるかと思います。当然、考えることや日々の行動にも大きな影響を与えることになり、他人とのコミュニケーションがうまくとれない、仕事を任されても最後まで続けられない、失敗が多いなどの状況が生じてきます。

B．言語障害

失語症

高次脳機能障害の言語障害では**失語症**があげられます。われわれが使っている言語は、話す、聞く、読む、書くという４つの項目に分類されます。

失語症とは、一度そのような言語を習得した後、大脳にある言語野（多くの人では左大脳半球にあり、分類としてウェルニッケ領野、ブローカ領野などに分類されています）が脳の血管の障害や怪我、事故など様々な原因で障害され、その結果、話言葉や文字の理解と表出に障害をきたした状態をいいます。それに対し、難聴による言葉の理解障害、構音障害などのように舌が麻痺してうまく話せない障害、あるいは痴呆などのように脳の全体的な働きの低下による言語障害は失語症とはいいません。

個々の失語症患者の示す言語症状は多彩ですが、ある程度の組み合わせでいくつかのタイプに分けられる場合もあります。われわれはその組み合わせにより失語症のタイプ分類（ウェルニッケ失語、ブローカ失語、全失語など）を行い、訓練指導の指針や今後の症状の変化を予測するうえでの情報にします。

次に、少し詳しく失語症の主な症状について説明します。

ほとんどの場合、失語症の方は多少の差はあるにしろ、言語機能の話す、聞く、読む、書くの４つの項目が障害されます。ここではその項目ごとの症状をまとめてみます。

話す障害

まず、**話すことの障害**では、言いたい言葉が出てこない症状があげられます。自分の言いたい言葉がなかなか出てこないため、ほかの言葉で遠回しに言ってしまう場合も多々あります。例えば「りんご」と言いたいのに、「ほら、赤くて酸っぱい、あれよ」と言ってしまう反応です。次に、言いたい言葉と違った言葉を言ってしまう症状もあります。「りんご」と言いたいのに「みかん」と言ってみたり、音の一部が別の音に変わり、「いんご」と言ってみたり、ひどくなると全くの聞いたことのないような言葉を言う、例えば「タテコバテカラ」というような場合もあります。また重度になると、どんな質問をしても、いつも決まったことしか言わない方もいます。言う言葉は「オテオテネー」などと意味のない単語や、「ホント、ホント」といった意味のある単語の場合もあります。

聞く障害

聞く障害は、一般の方にはなかなか理解してもらいにくい障害です。「失語症というと、話す障害のみで、その他の障害は考えたこともない。説明を受けて初めてわかった」という方も少なくありません。実は失語症では、話す障害と同様に、人の話を聞く障害も認められます。重症度や失語症のタイプによって、何を言っているのか、理解の度合いに差があります。例えば単語で話しかけても理解できない場合や、身近な会話までは可能ですが、複雑かつ長い文章になると完全に理解できない場合などの違いがみられるのです。

書く障害，読む障害

書く障害や**読む障害**も、聞く障害と同様に理解してもらえないことが多い症状です。「話せないから、書いてみてください」と言って、ノートと鉛筆を渡してしまうなどというのはよくみられる光景です。ほとんどの場合、話すこと以上に書くことは難しくなっていることを理解する必要があります。また、読むことの障害では、「漢字はわかるけど、やさしい平仮名がわからなくなっている」ということを訴えられる場合がよくあります。一般の方には漢字の方が難しいといった固定観念があるため、いっそう症状の理解を難しくしているようです。

C．記憶障害

登録･保持･再生

一般的に記憶の過程は、新しい刺激を取りこむ過程である**登録**、取り込んだ刺激を情報化して蓄える過程である**保持**、保持したものを必要なときに呼び出す過程である**再生**に分けられています。そのいずれかの過程のどこに障害があっても記憶障害が生じます。

記憶障害は大きく分けると、記憶障害になった時点より前の記憶を思い出せなくなる症候と、記憶障害になった時点から後の新しいことを覚えることができなくなる症候とがあります。

記憶障害の症候は一般的には、内容の側面と時間経過的な側面とに分類して解説されています。内容の側面では、先週の日曜日、職場の同僚と魚釣りに行ったことや、30分前に朝御飯でパンと牛乳とサラダを食べたことなどの個人それぞれに関する経験と、一般的な誰もが共通して学習してきた知識、つまり幼少の頃、繰り返し日々の学習のなかで覚えたもの、例えば計算の仕方や日本の首都は東京などといった内容があります。次に時間的な側面では、すぐ前に見たこと聞いたことの記憶、会話など干渉が入り数分から数時間後に再生する記憶、しっかり学習された再生可能な過去の記憶と、大きく3つに分類します。ただし、内容的な面と時間的な面は互いに複雑に絡み合っており、明確に分類して考えることは日常生活的な視点からすると難しいと考えます。

記憶障害を引き起こす脳の部位としては、大脳の深部にある海馬といわれる部位や、脳弓、視床、視床下部が関わっていると考えられています。

以上、記憶障害に関して簡単に説明しましたが、記憶障害にはその捉え方にもいろいろな考え方があり、まだまだ解明されていないことも多く、一概に論じることができないのが実状です。

D．構成障害

構成障害では、上肢に麻痺やその他の運動障害がないのに、絵をまねして書くことや自分で書いたりすることがうまくできなくなったり、積み木などでまとまりのある形を作れなくなったりするような症候が生じます。もう少し詳しく説明しますと、うまくできない反応として、絵を描くとき線が極端にゆがんだり、線を付け足したり、また簡単に省略して描いたりします。また、3次元図形を2次元的に描いたりして遠近を表現できなかったり、手本と離して別個に図形を描いたりすることができず、図形の一部や全体を重ねて描いたりする反応が認められます。

構成障害は大脳半球の左右どちらの障害でも出現しますが、その症状は左右では異なっています。左半球障害では、描画でみると、全体的な構成を考えるということが難しくなり、形の描き方が大まかであったり、前記の説明にもありましたが、重ねて描いたりするような反応がみられたりします。ただし描画が難しい場合などは、課題に描くときのヒントとして線等を描いてあげると描画できるようになる場合もあります。右半球障害では視空間認知の障害が目立ち、左半球の障害とは違い、ヒントを与えても描画できるようになる割合は少ないのが特徴です。

E．視覚・視空間認知障害

失認

感覚の異常や意識障害、知的な低下がないのに特定の感覚経路では対象を理解できない障害を**失認**といいます。例えば、目で見て理解できないのに、音を聞いたり、触ったりしたら理解できるといった具合です。具体的な例をあげると、視覚失認では、視力は保たれているのにバイオリンを見ても、それがなんだか理解できません。しかし音色を聞いたり、触ったりするとギターと理解できます。

失認には視覚失認、聴覚失認、触覚失認、半側空間無視などの種類がありますが、ここでは視覚失認と視空間失認を説明します。視覚失認にも様々な種類があり、目で見たものが理解できない物体失認や、人の顔が区別できなくなる相貌失認、色がわからなくなる色彩失認などがあります。また、視空間失認のなかでよくみられるものに、空間の左側を無視してしまう左半側空間無視という症候があります。日常生活では、食事をしても左側に置かれたごはんには気づかず、おかずのみを食べて、ごはんがないと訴えたり、絵を描いても左側半分を書かなかったりする反応で現れます。脳の損傷部位との関連は、視覚失認では後頭葉損傷、左半側空間無視では右頭頂葉が障害を引き起こす中心部位といわれています。

F．行為障害

失行症

麻痺などの運動の障害がないにもかかわらず、自分がやろうとする行為ができなくなる障害があります。これらは**失行症**といわれます。例えばバンザイができなくなったり、敬礼ができなくなったりします。また道具をうまく使えなくなったり、一連の行為を順序だてて行えなくなったりもします。それぞれ観念運動失行、観念失行といいます。また口部顔面失行といって、口や舌など構音器官を意図的に動かすことができなくなる失行では、舌を出してくださいと言われて出せない場合でも、家での食事場面で口唇についたジャムは舌でなめたりできます。つまり自動的には行為は可能なわけです。失行症のなかには意図的には行為障害が認められますが、日常生活での自動的な動きの場面では症状が認められない場合が多々あります。

障害の関連している病巣は左半球がほとんどです。ほかにも、服だけがうまく着ることができなくなるものもあります。これは着衣失行といい、右半球頭頂葉の障害で起こります。また失行の範疇に入れてよいのか判断が難しいのですが、手の動きが拙劣になる肢節運動失行もあります。最後に、失行とは障害の中味が全く異なるのですが、行為の障害として運動維持困難という症状もあります。これは目を閉じたり、口を開けていたり、舌を出していたりする行為をいったん行うことはできますが、その状態を保持できずにただちに元に戻してしまいます。右半球損傷で生じます。

Ⅱ．高次脳機能障害に対するグループゲームに関して

A．グループゲームの意義

グループゲームといえども機能訓練の一環として位置づけされている場合も多いので、そこには必ず目的が必要となります。それを前提として、高次脳機能障害のグループゲームの効果を考えてみました。

❶注意力、集中力、判断力などの全体的な精神活動を高める効果に加え、単一症状、例えば失語症などに対して、目的を達成するための焦点を絞った刺激を与えることによる機能向上維持効果

❷入院生活により家族や知人と離れることによる心理的な孤立感や抑うつ傾向をおさえ、生活に楽しみ、喜びを見出し、気分転換に結びつく心理的安定効果

❸グループ間の対人交流により、他人への配慮や協調性など社会性を向上させる効果

❹グループ間での競争による意欲面の向上効果

以上４つの効果があげられると考えます。とりわけ❷❸❹は、個人訓練では得にくい効果であり、ここにグループゲームの存在意義があると思います。

B．ゲームを始めるに際しての手続き

1）参加者決定

最初に、問題点がある程度共通している人達をリストアップし、グループを編成します。というのも問題点が共通していると、当然に目的も共通したものをあげやすくなり、ゲームを進めやすくなるからです。身体的には30分間程度の座位がとれることが必要となります。

①情報収集

機能的な障害の視点で参加者をリストアップした後に重要なこととして、参加者の生活状況や心理面を中心に情報収集することがあげられます。例えば、あまりにも協調性がなく自己中心的で怒りやすい人であれば、ゲームグループに参加してもらう前に何らかの対応手段を考えておく、などの手続きが必要になります。

2）場面設定

基本的には、机を並べ参加者が向かい合うような体形を中心に考えていますが、ゲームの内容によっては机を片づけたり、円になったりと、参加者の反応が出やすいように配慮します。

①実施場所

車椅子での参加もあると思いますので、最低限車椅子がゆとりをもって

すれ違える広さは必要と考えます。また高次脳機能障害の方は、課題に集中することが困難な方が多いので、課題に集中できるようなグループ訓練専用の部屋が望ましいでしょう。

②参加者数

ゲーム課題にもよりますが、基本的には指導者が１人の場合、参加者に配慮が必要な場合なら６人までが限界ではないかと考えています。

③指導者数

参加者数が６人を越える場合、司会者に加え、参加者の補助やゲーム進行のアシスタントも兼ねる役の人が必要でしょう。

④頻度・時間

他リハビリセクションとの兼ね合いや、参加者の身体・心理的状況によって変わってくると考えます。基本的に20〜30分程度が適当と考えます。

⑤進行中の配慮

まずは楽しく、にぎやかな雰囲気作りは進行するうえで不可欠な要素だと考えます。参加者の機能維持向上を目的とするためには、とりあえずゲームに参加してもらわなければいけませんので、「また参加したい」という思いを抱いてもらえるように工夫を凝らしていく必要があるでしょう。参加者に対する配慮としては、皆が同時に参加できる工夫をし、もし同時に参加できない場合でも、個人個人の待ち時間の間に、ゲーム参加が途切れないような課題を提供する必要があると考えます。

サイコロっと

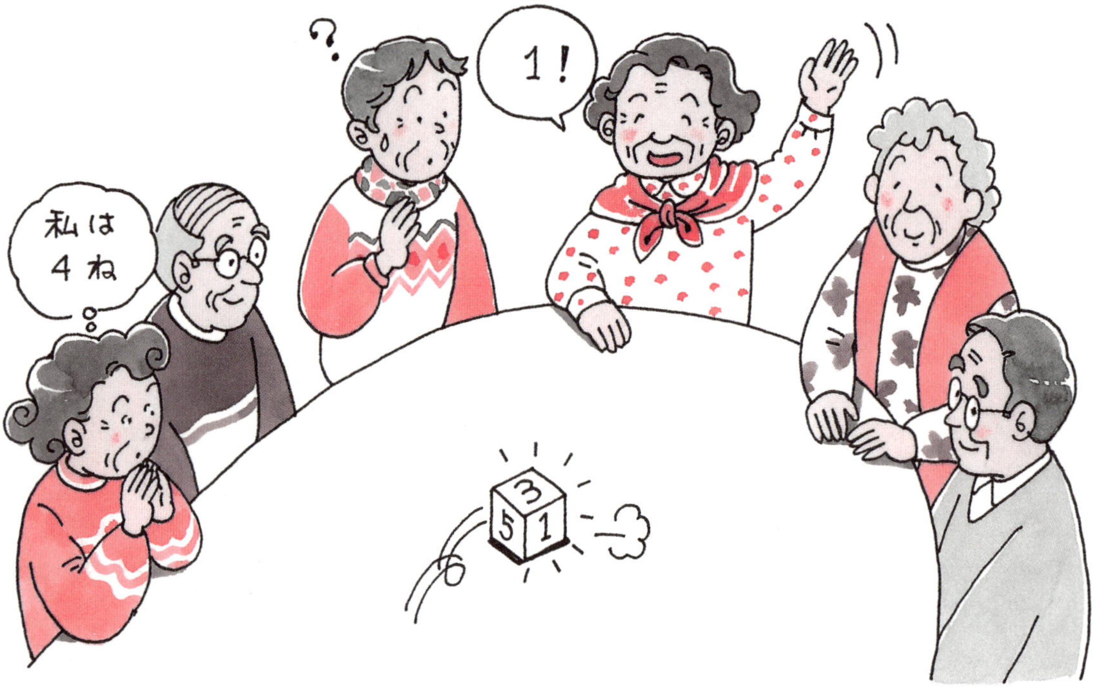

やや難

主目的： 注意力（持続力・転導）障害の改善

副目的： 系列発話能力の向上、発話明瞭度の向上

人　数： 6～10名程度

材料用具： 大きめのサイコロ（1～6まで記入してある）、ポイント駒

進行方法：

教示　まず、時計回りに1から6まで順番に号令をかけます。その後、すぐに私がサイコロを転がします。はい、◯（例えば5）という数が出ましたね。そうすると、今、◯（例えば5）という数の号令をかけた方が1に変わります。そして順番に、またそこから時計回りに123456と号令をかけていきます。その後、またすぐに私がサイコロを振ります。そして、先ほどと同じように、出た目の数と同じ数の号令をかけた方が1になり、同じように繰り返します。

①参加者を、テーブルの周りを囲むように輪になって座らせる。そして、まず司会者の一番そばの人から順番に、右回りで6まで号令をかけさせる。

②そしてサイコロを振り、出た目を見て（例えば4が出れば、4と号令をかけた人）、その番号の人からまた再度、一人一人順番に1～6まで号令をかける。これを誰か間違えるまで繰り返す。

③負の強化として、間違った方へマイナスポイントを与える。

実施上の留意点：

参加者に視野・視力障害の方が含まれている場合、司会者がサイコロを見える範囲内に転がす。

アレンジ法：

難易度を変えない場合⇨

・数字の代わりに曜日を使う。

難易度を上げる場合⇧

・参加者に言わせる号令のテンポを速くする。

難易度を下げる場合⇩

・参加者に言わせる号令のテンポを遅くする。

あいさつバトル

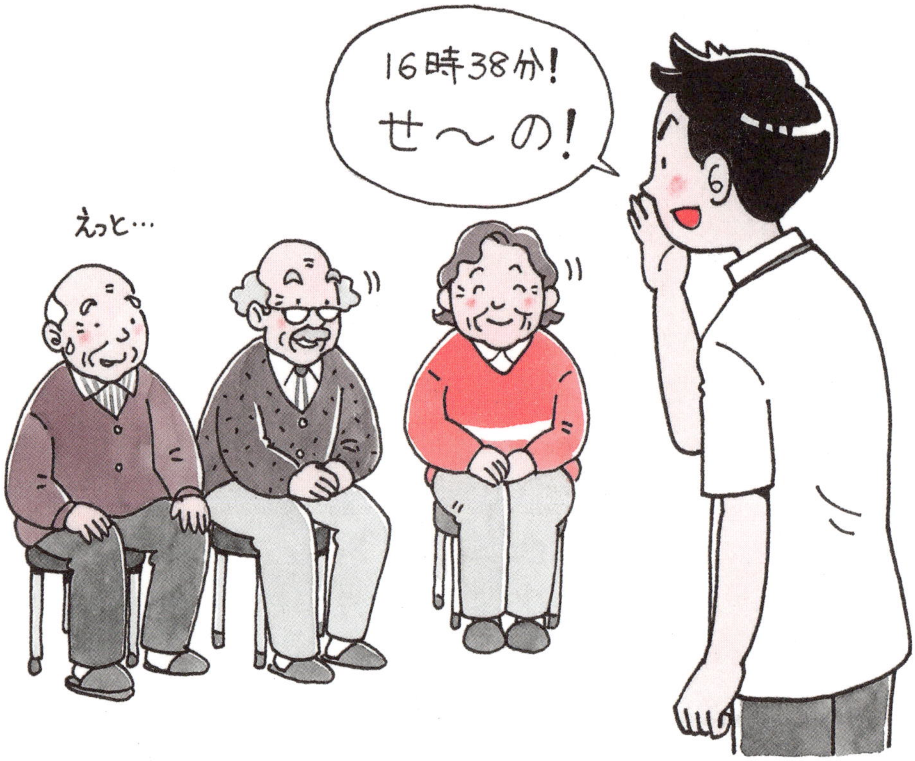

主目的： 注意力（持続力・転導）障害の改善

副目的： 声量・発話明瞭度の向上

人　数： 2～10名程度

材料用具： ポイント駒、ホワイトボード、マジック（ホワイトボード用）

進行方法：

教示　まず、挨拶の時間帯を設定いたしましょう！　6時から10時代までは「おはようございます」、11時から17時代までは「こんにちは」、18時から21時代までは「こんばんは」、22時から24時までは「おやすみ」です。いいですか？　そしてみなさんは私に「い～ま　な～んじ～？」と聞いてください。私が「○○時、せーの」と言いますので、一斉に、みなさんは声を合わせて、先ほどそれぞれの時間によって決めた挨拶をしてください。

普通

①司会者が設定した挨拶および時間をホワイトボードに書き、司会者の指定した時間がどの挨拶に当てはまるか、大きな声で言うように参加者に説明する。

②「それではみなさん、私に向かって今何時と聞いてください」といい「今何時？」の表出を参加者に促す。

③参加者が「い～ま何時？」と表出した後、司会者が「◯◯時‼　せ～の」と大きな声で出題する。

④その後、参加者にあらかじめ決めておいた挨拶の表出をさせる。例：司会者「16時38分　せ～の」、参加者「こんにちは！」

⑤負の強化として間違った方、発話が一番遅れた方へマイナスポイントを与える。

実施上の留意点：

参加者に難聴の方が含まれている場合、司会者が大きめの声で出題したり再度刺激を与えたりする。

アレンジ法：

難易度を上げる場合⇧

・司会と参加者のやりとりのテンポを早くする。

・時間帯に関連のない挨拶語を設定する。例：AM 7：00はおやすみ、等

難易度を下げる場合⇩

・司会者と参加者のやりとりのテンポをゆっくりに設定する。

・出題のとき、紛らわしい指示を減らす。例：13時52分を13時にする

・司会者の「せ～の」のまでの時間を空けて、参加者が考える時間を長く設定する。

リズムあて

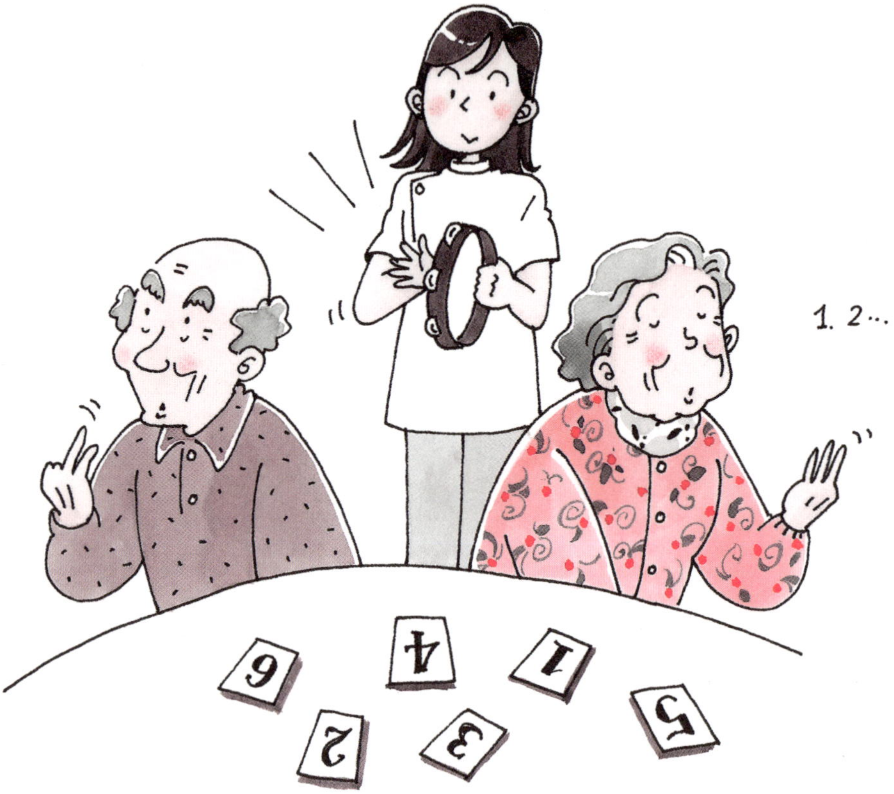

主目的：注意力（持続力）障害の改善

人　数：2～10名程度

材料用具：タンバリン、ホワイトボード、マジック（ホワイトボード用）、ポイント駒

進行方法：

教示　今から私がこのタンバリンを使って、色々なリズムを叩きます。みなさんはそれが何回叩かれたかをよく聞いていて、数えてください。ただし、叩き方はお見せしませんので、よく聞いておいてください。

①タンバリンを用い、司会者がリズムをつけて叩く（リズム例としてタンタ・タンタ・タンなど、ちなみに答えは5回）。

②参加者個々に、司会者が何回叩いたか答えを言ってもらい、ホワイトボードに一人一人の答えを書く。

③参加者が答え終わった後、司会者はもう一度、同じ問題をタンバリンで叩き、参加者に再

普通

度考えてもらい、２回目の答えを言ってもらう。参加者の答えは１回目と違ってもよい。

④その答えを、司会者は２回目の答えとしてホワイトボードに書く。

⑤そして司会者が答えのリズムを叩く。そのとき、指を折りながら数を数え、参加者に叩いた回数を確認させる。

⑥１回目に正答された方には２ポイント、２回目に正答された方は１ポイントを正の強化として与える。

実施上の留意点：

難聴の方は出題者のそばに座ってもらう。参加者が多く、一人ずつ尋ねると時間がない場合は、ホワイトボードに３～10まで程度の数字を記載し、司会者がその書かれてある数字を順番に読みあげ、参加者が正答だと思うところで挙手をしてもらう。

アレンジ法：

難易度を変えない場合⇨

・数字カードを参加者各人の前に順番に並べ、叩いた数のカードを選択させる。

難易度を上げる場合⇧

・司会者が叩くリズムを複雑にする（リズムを組み合わせる）。

・司会者が叩く数を多めにする。

・数字カードを参加者各人の前にランダムに並べ、叩いた数のカードを選択し取ってもらう。

・数字カードを、参加者各人の前にランダムに並べ、叩いた数を「２枚（もっと難しくする場合３枚）の数字の組み合わせで作ってください」と指示する。例：４回叩いたら、１のカードと３のカードの組み合わせ、あるいは２のカードと２のカードの組み合わせで選ぶ、等

・数字カードを参加者各人の前にランダムに並べ、叩いた数を、「できるだけ、たくさんの枚数を使って作ってください」と指示する（例：４回叩いたら、１のカードと２のカードと１のカードの組み合わせ、等）。使用した数字カードの枚数が多いほど点数をたくさん与える。

難易度を下げる場合⇩

・司会者の叩く手元に注意させ、参加者に観察させながら叩く。

・司会者は、ゆっくりした単純なリズムで叩く。

・司会者の叩く数を少なくする。

・司会者の叩いた数を、参加者各人の前に順番に並べた２～３枚の少ない選択肢の数字カードから選ばせる。

指示だし後だしジャンケンケン

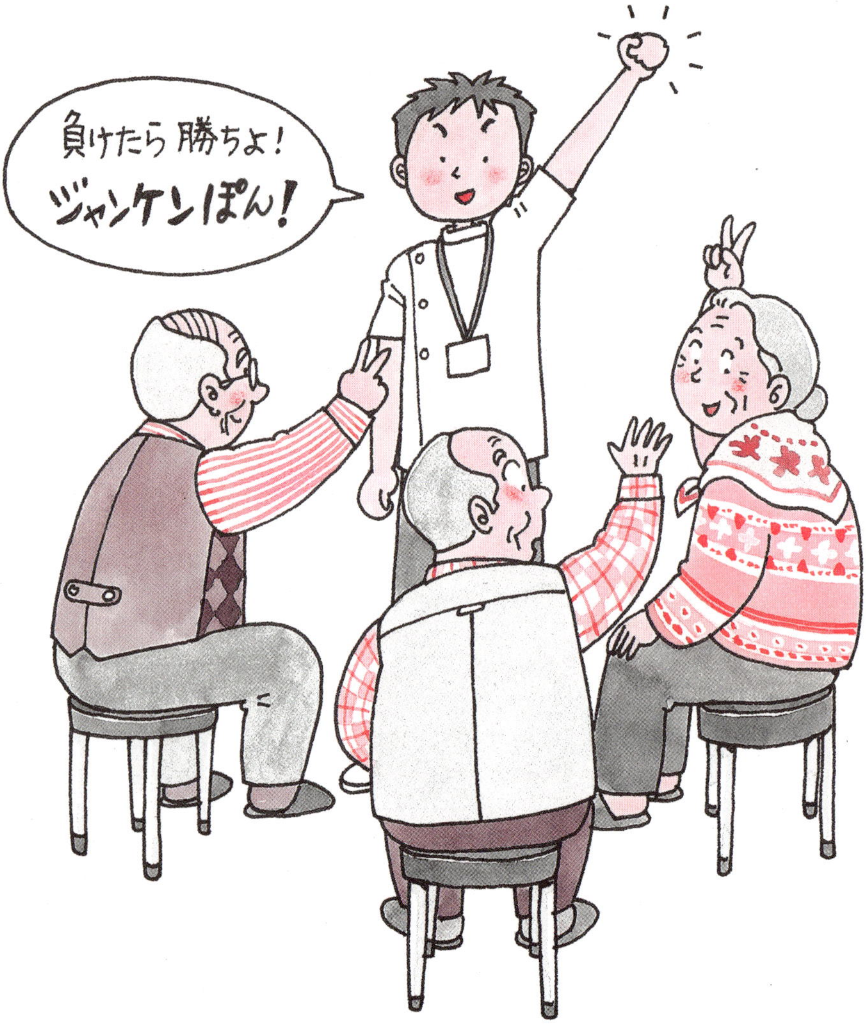

普通

主目的：注意力（持続力・転導）障害の改善

副目的：聴覚的理解力の向上（短文レベル）

人　数：2人以上

材料用具：ポイント駒

進行方法：

教示　これから私とみなさんでジャンケンをします。しかし、ただのジャンケンではありません。私が先に「ジャンケンぽん」と言って、グーかチョキかパーを出します。そして、私がその後続けて「負けたら勝ちよ」か「勝ったら勝ちよ」か「あいこで勝ちよ」と言います。みなさんはその言葉をよく聞いて、その指示に合うグーかチョキかパーを出してください。

①初めに司会者が「ジャンケンぽん」と言いながら手を大きく上げ、グーかチョキかパーを出す。そしてそのまま出しておく。

②その後続けて、司会者が「負けたら勝ちよ」か「勝ったら勝ちよ」か「あいこで勝ちよ」のどれかを大きな声で言う。例：「負けたら勝ちよ、ジャンケンぽん‼」

③その後、参加者にグーかチョキかパーを出させる。

④負の強化として、一番遅い方または間違った方へマイナスポイントを与える。

実施上の留意点：

対象者に難聴の方が含まれている場合、司会者のそばに坐ってもらう。

アレンジ法：

難易度を上げる場合⇧

・司会者の呼びかけ文を増やす。例：「あいこで負けよ、勝ったら負けよ」

・司会者と参加者のやり取りのテンポを速くする。

難易度を下げる場合⇩

・司会者の呼びかけ文の選択数を少なくする。

・司会者と参加者のやり取りのテンポを遅くする。

3つ目すごろく

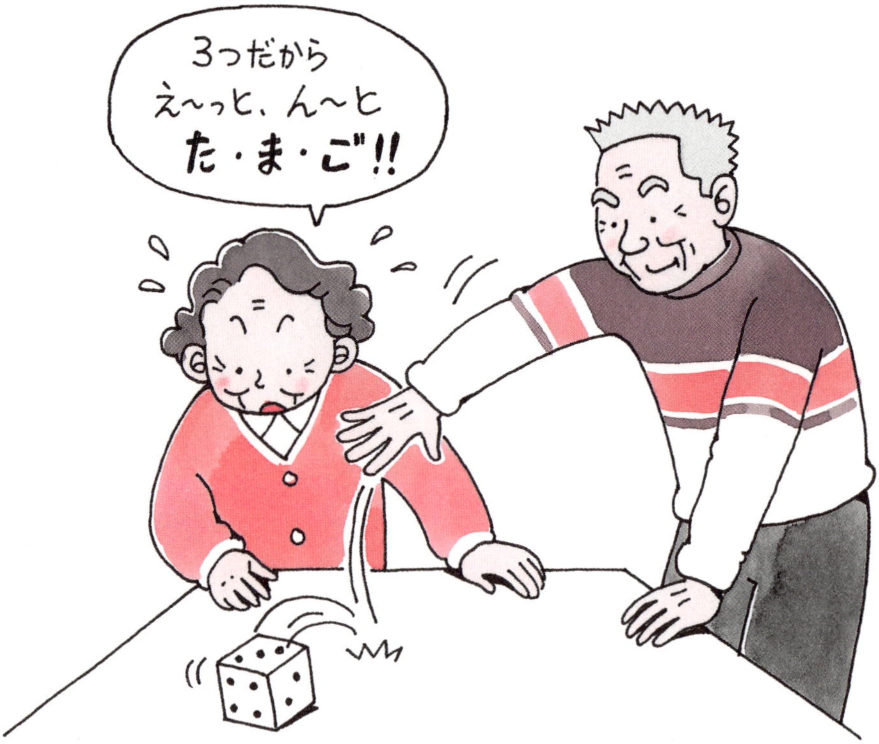

普通

主目的：注意力（持続力・転導）障害の改善

副目的：語想起能力の改善

人　数：3～10名程度

材料用具：サイコロ（2、3、4の数字が2組ずつ書いてあるもの）、双六用紙、双六用駒

進行方法：

教示　今日はみなさんと双六を行います。しかし、みなさんがしたことのある双六とは違う方法でやります。サイコロを振った人に、出た目の数の単語を発表してもらいます。制限時間内に単語が答えられなければ前には進めません。

①2、3、4の3つの数字が書かれたサイコロを使用し、それを振る。

②出た目の数と同数の単語を表出させる（例：2が出たら「カニ」、3が出たら「リンゴ」、等）。すでに出た単語は使用禁止とする。

③5秒以内に正答したらコマを進める。途中、一回休みや、歌を一曲歌えたら2コマ進むなどのエリアを設定する。

④これを一人ずつ行い、最初にゴールをした方を勝者とする。

実施上の留意点：

参加者に視野・視力障害の方が含まれている場合、司会者がサイコロを見える範囲内に転がす。

アレンジ法：

難易度を上げる場合⇧

・サイコロの数字の目を増やす。例：5、6の数字を入れる

難易度を下げる場合⇩

・サイコロの目を減らす。例：1、2、3の数字にする

・参加者が答えるときに語頭音ヒントを与える。

指さし足し算

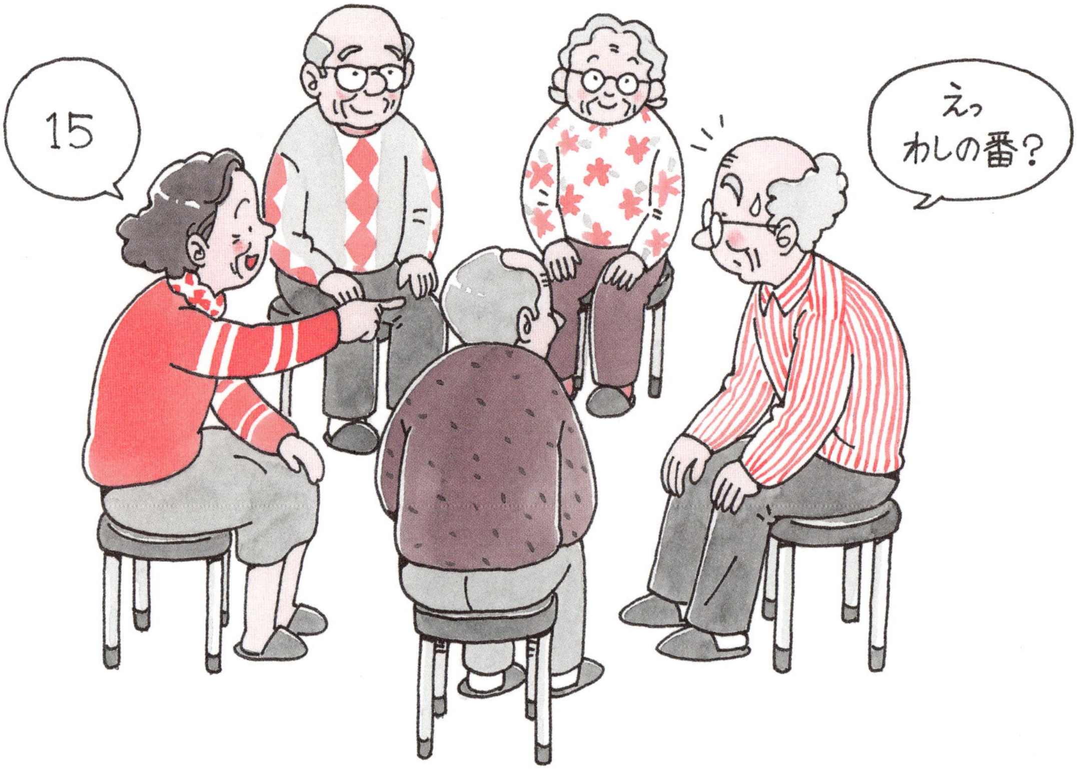

普通

主目的：注意力（持続力・転導）障害の改善

副目的：計算能力の向上

人　数：3〜10名程度

材料用具：ポイント駒

進行方法：

教示　これからみなさんで足し算をしていきます。まずはウォーミングアップとして5を100になるまで右回りに、順番に足していきます！　それが終わったら、今から私が参加者の中の誰かを指さします。指さされた方は、5を足した数を言いながら次の誰かを指さしてください。それを繰り返して100まで足し算します。はい5！

①初めに司会者が「5」と言いながら、次の参加者を指さす。

②その後続けて、指さされた参加者は「10」と言いながら、次の参加者をランダムに指さす。

③100に到達するまで繰り返す。

④負の強化として10秒以内に答えられない方、または間違った方へマイナスポイントを与える。

⑤「5」を足していくのが終了したら、次は「2」、「3」、「7」などほかの数字を足していく。

実施上の留意点：

対象者に難聴の方が含まれている場合、司会者が刺激を再度繰り返し与える。

アレンジ法：

難易度を上げる場合⇧

・参加者が答える設定時間をさらに短くする。

・参加者が答えるテンポを速くする。

難易度を下げる場合⇩

・参加者が答える設定時間を長くする。

・参加者が答えるテンポを遅くする。

春が東西南北

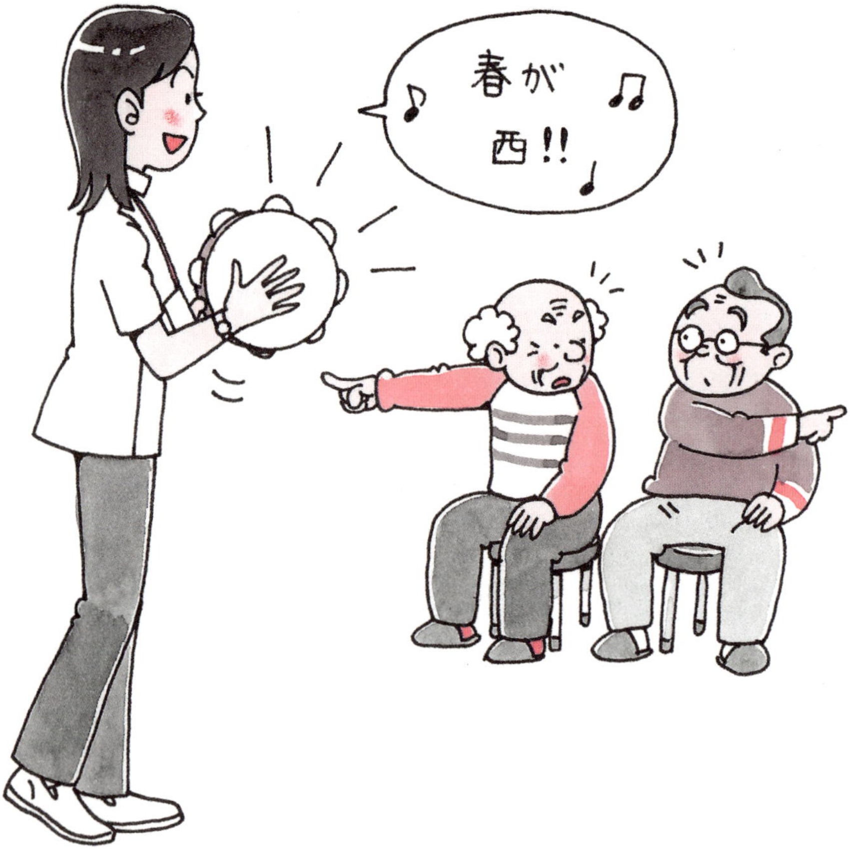

易

主目的： 注意力（持続力・転導）障害の改善

人　数： 2～10名程度

材料用具： ポイント駒、タンバリン

進行方法：

教示　今日は私が『春がきた』を歌います。しかし、普通には歌いません。「春がきた」だけではなく、**南**、**西**、**東**というパターンの中から、私が好きな方角を言います。いいですか？　みなさんは私が**北**と言ったら天井を指さします。**南**だったら床を指さします。**西**だったら左を、**東**だったら右を指さしてください。

①司会者が『春がきた』の歌詞を歌いはじめる（伴奏があればなおよい）。

②そして、歌いながら「はーるが○○」の○○直前で、「きた、南、西、東」のうちの一つを大きな声で言う。

③その言い終わった時点で、3拍タンバリンでリズムを叩き、4拍目に以下のジェスチャーを行わせる。

北→天井を指す、南→床を指す、西→左を指す、東→右を指す

④負の強化として、一番遅い方または間違った方へマイナスポイントを与える。

実施上の留意点：

対象者に難聴の方が含まれている場合、司会者のそばに坐ってもらう。

アレンジ法：

難易度を変えない場合⇨

・参加者が実施するジェスチャーを変える。

難易度を上げる場合⇧

・歌のテンポを速くする。

・指示を同時に2つ与える。例：「はーるが北・南」

・途中で指示を入れ替える。例：南＝右、東＝上、等

難易度を下げる場合⇩

・歌のテンポをゆっくりに設定する。

・参加者が答えるための待ち時間を長く設定する。

なにが咲いた

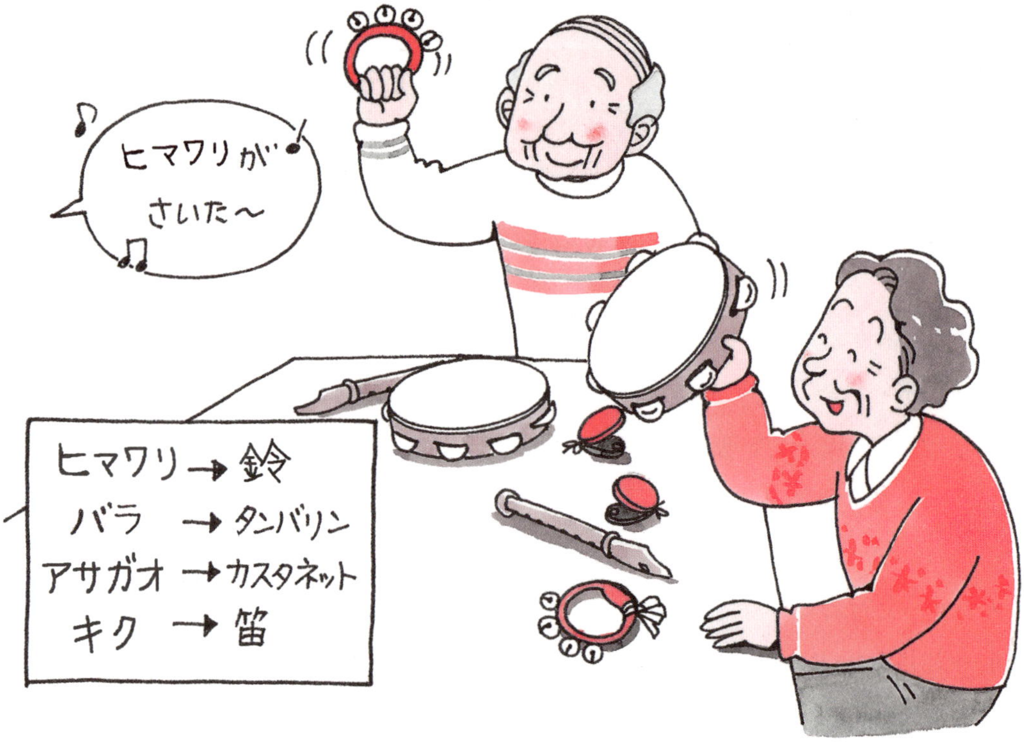
ヒマワリが
さいた～
ヒマワリ→鈴
バラ→タンバリン
アサガオ→カスタネット
キク→笛

主目的：注意力（持続力・転導・選択）障害の改善

人　数：2～10名程度

材料用具：鈴、カスタネット、タンバリン等×参加人数、ピアノによる伴奏（なくてもできる）、ポイント駒、ホワイトボード、マジック（ホワイトボード用）

進行方法：

教示　今日はみなさんで、『バラが咲いた』に合わせて楽器を鳴らしてみましょう。ヒマワリと言ったら鈴を鳴らし、バラだったらタンバリン、アサガオはカスタネットです。

①司会者と参加者で『バラが咲いた』の歌を歌う（伴奏があればなおよい）。

②ホワイトボードにそれぞれの花に対応する楽器を書いておく。例：ヒマワリ＝鈴、バラ＝タンバリン

易

③参加者の前に楽器を1セットずつ置く（1セット＝鈴、タンバリン、カスタネット、等）。
④そして、次は、司会者が歌詞のバラの部分をほかの花の名前に変えて歌い、それに対応する楽器を参加者に鳴らしてもらう。
⑤歌は「ヒマワリ咲いた〜」と歌唱したら、その後4拍リズムを取り、楽器を選ばせる時間を設定し、その後に楽器を4拍鳴らさせる設定をする。例：ヒマワリ咲いた〜トン·トン·トン·トン·シャン·シャン·シャン·シャン、アサガオ咲いた〜
⑥参加者全員で、一斉に開始する。
⑦負の強化として、間違った方へマイナスポイントを与える。

実施上の留意点：

対象者に難聴の方が含まれている場合、司会者の側に坐ってもらう。

アレンジ法：

難易度を変えない場合⇨

·参加者が鳴らす楽器を変える。

難易度を上げる場合⇧

·歌のテンポを速くする。

難易度を下げる場合⇩

·歌のテンポをゆっくりに設定する。

どっこいしょ

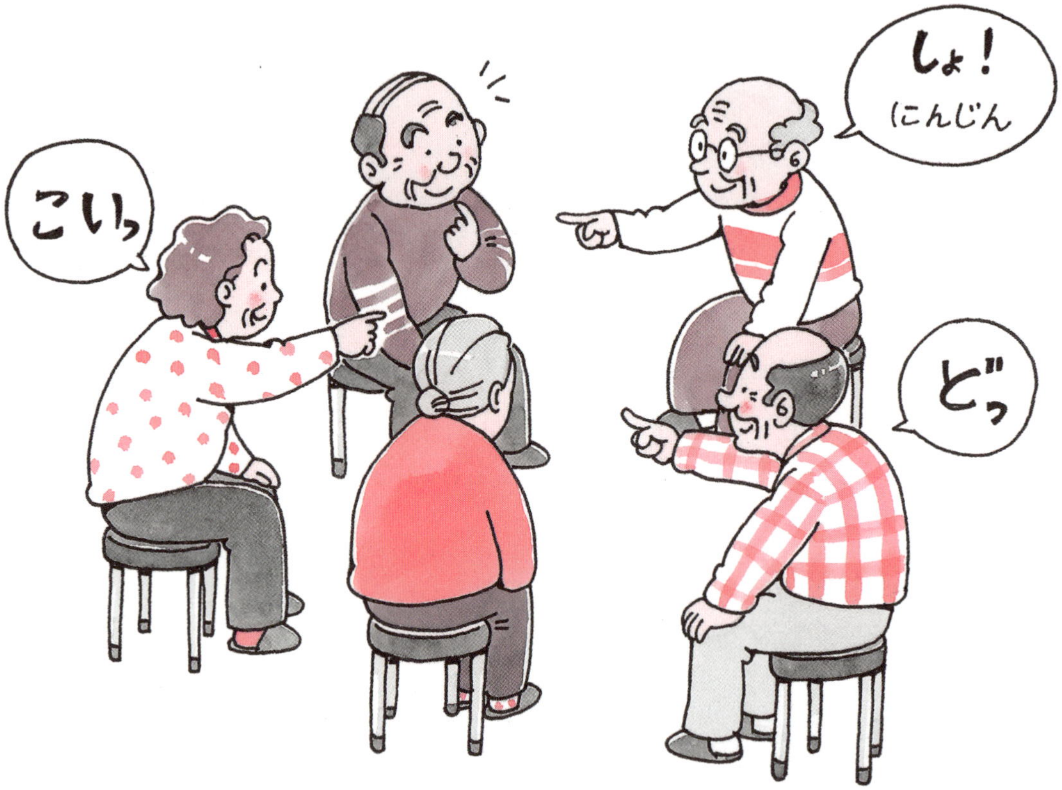

やや難

主目的： 注意力（持続力・転導）障害の改善

副目的： 語想起能力の改善

人　数： 4～10名程度

材料用具： ポイント駒

進行方法：

教示　どっこいしょを“どっ”“こい”“しょ”の３つに分けます。そして私が「どっ」と言って指さします（近いところに座っている方、誰でもいいから指さす）。そして今、指さされた方は次に「こい」と言って、誰かほかの人を指さしてください。そして指さされた“しょ”の人は、「しょ」と言って次の人を指すだけではなく、その後に何か野菜の名前を加えて誰かを指さしましょう。それでは始めます。

①最初に、“しょ”の後に野菜の名前を一つ付け加えることを十分説明する。
②司会者がまず、「どっ」と言って参加者の誰かを指さす。
③指さされた参加者は、「こい」と言いながら自分以外の人を指さす。
④指さされた参加者は、「しょ」の後に野菜の名前を一つ加えて、自分以外の人を指さす。
⑤指さされた人はまた、「どっ」と言って自分以外の人を指さす。以上を繰り返す。
⑥負の強化として、間違った方へマイナスポイントを与える。

実施上の留意点：

対象者に難聴の方が含まれている場合、司会者が２回刺激を繰り返し与える。

アレンジ法：

難易度を変えない場合⇨

・“しょ”の後に付け加える語のカテゴリーを変える。例：果物、動物
・かけ声を変える。例：えん・やー・とっ・と

難易度を上げる場合⇧

・テンポを速くする。
・“しょ”の後は指をささない、などの設定を加える。

難易度を下げる場合⇩

・テンポをゆっくりに設定する。

太鼓でドン

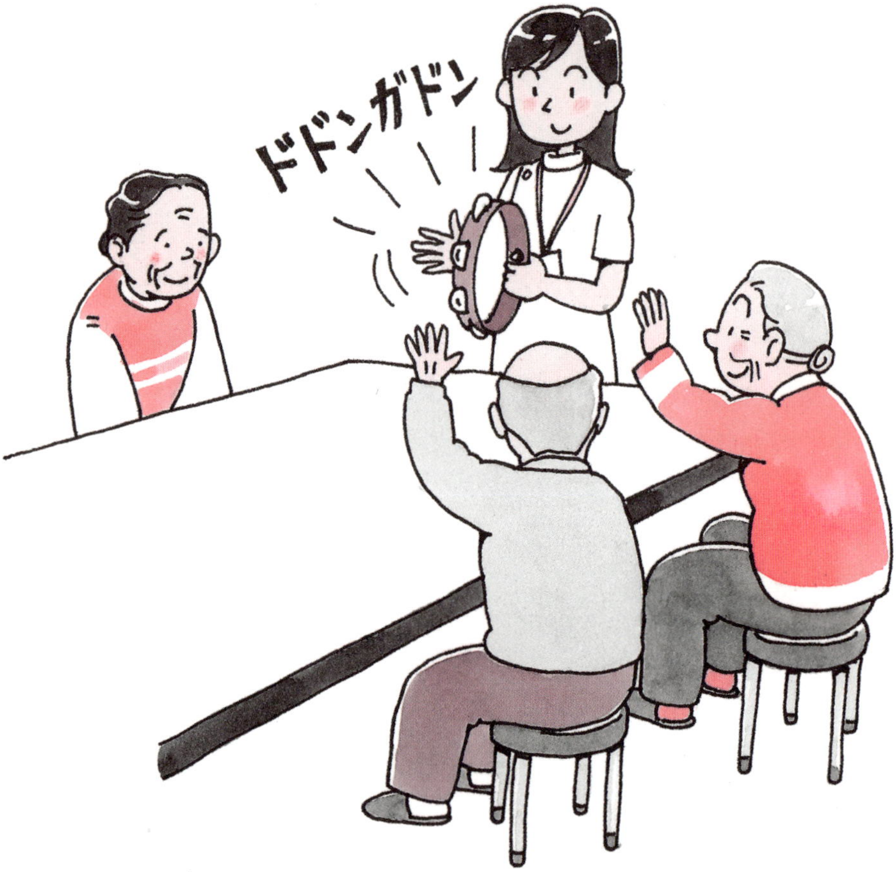

主目的： 注意力（持続力・転導）障害の改善

副目的： 短期記憶能力の向上（聴覚）

人　数： 4～10名程度（できれば偶数になるように）

材料用具： ホワイトボード、マジック（ホワイトボード用）、太鼓、ポイント駒

進行方法：

教示　今ここにいる参加者のみなさんを2つのチームに分け、チーム対抗戦で行います。私が、今から太鼓を叩きますから、そのリズムをよく聞き分けてください。いいですか？　ドドンガドンと叩いたら、Aチームのみなさん全員が手を挙げてください。ドンドンドンと叩いたら、Bチームのみなさん全員が手を挙げてください。

易

そして、ドンドンと叩いたら、みなさん全員手を挙げましょう。ドンドンドンドンと叩いたら、誰も手を挙げてはいけません。太鼓を叩いた後、私が「よ〜！」とかけ声をかけた後、太鼓をドンと１回鳴らしますので、その音に合わせて手を挙げましょう。

①参加者をＡチームとＢチームの２チームに分ける。
②あらかじめ、ドドンガドン→Ａチームが手を挙げる、ドンドンドン→Ｂチームが手を挙げる、ドンドン→両チームとも手を挙げる、ドンドンドンドン→誰も手を挙げない、というルールを説明しておく。
③司会者が太鼓で、ドドンガドン・ドンドンドン・ドンドン・ドンドンドンドンのうちの１つのリズムを叩く。
④司会者がその後、「よ〜」とかけ声をかけた後、ドンの太鼓の音とともに判断し動作をする。
⑤負の強化として、間違った方へマイナスポイントを与える。
⑥チーム対抗戦なので、マイナスポイントの多いチームが負けとなる。

実施上の留意点：

対象者に難聴の方が含まれている場合、司会者のそばに座ってもらう。

アレンジ法：

難易度を変えない場合⇨

・司会者が叩くリズムを変える。例：ドンドドンドドン、等
・司会者のかけ声を変える。

難易度を上げる場合⇧

・司会者の太鼓を叩くテンポを速くする。
・司会者の叩くリズムを増やす。

難易度を下げる場合⇩

・司会者の太鼓を叩くテンポをゆっくりに設定する。
・司会者の「よ〜」の後、太鼓を叩くまでの待ち時間を長く設定する。

逆さカルタ

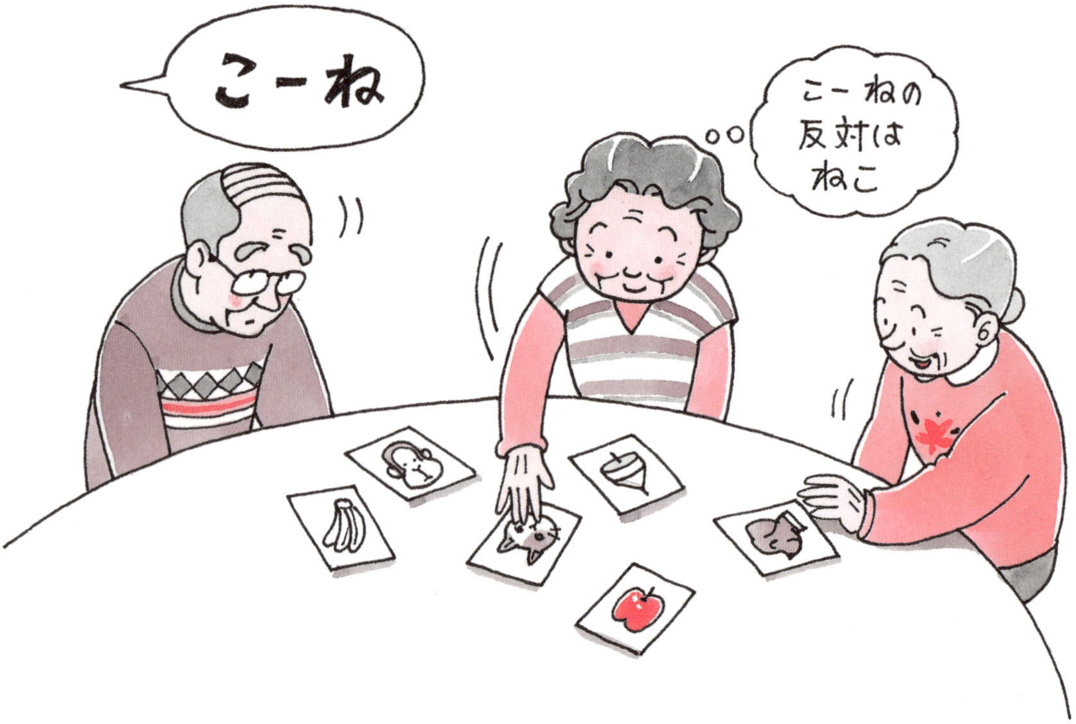

主目的：注意力（持続力・転導）障害の改善

副目的：短期記憶能力の向上（聴覚）

人　数：2～8名程度

材料用具：絵カード（2～6音節程度で構成されているもの）20枚以上

進行方法：

教示　みなさん、今から私が言う言葉を頭の中で逆さまにしてください。そして目の前にあるたくさんの絵カードの中から選んで、そのカードを取ってください。勝つコツは、答えがわかっても口には出さずに黙って探すことです。答えがわかった人ではなく、カードを速く探して、たくさん取った人が勝ちです。

①カルタ取りの要領で、適当な枚数の絵カードを参加者の前にランダムに並べる。

②出題者は、絵カードに書かれている絵の名称を逆さに発話して出題する。例：ネコの絵であれば“こね”というふうに

普通

③答えがわかった時点で、参加者は絵カードを取る。

④カードは適宜補充して、枚数が開始時と変化しないようにする。

⑤最終的に、絵カードを一番多く取った人の勝ちとする。

実施上の留意点：

難聴の方は、司会者のそばに座ってもらう。また参加者の極端な枚数の偏りをなくすため、一度答えた方は１回休みとし、連続で答えないよう配慮する。そして参加者に視野・視力障害の方が含まれている場合、司会者が絵カードを見える範囲内に置く。

アレンジ法：

難易度を変えない場合⇨

・参加者に出題してもらう。

難易度を上げる場合⇧

・音節数の多い絵カード（４音節以上）を使用する。

難易度を下げる場合⇩

・音節数の少ない絵カード（２～３音節程度）を使用する。

・司会者が出題するとき、最初の１音節か２音節くらいを発話と同時にホワイトボードに書く。

・選択する絵カードに文字を加えたものを使用する。

ならびかえ

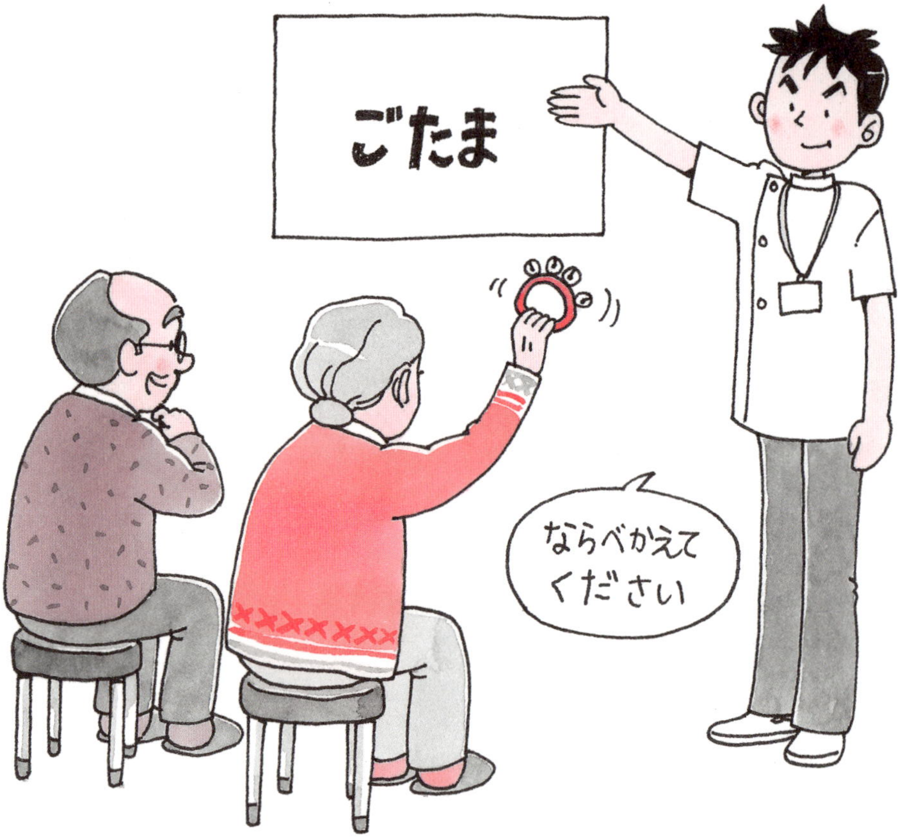

主目的： 注意力（持続力・転導）障害の改善

人　数： 2名以上

材料用具： ホワイトボード、マジック（ホワイトボード用）、鈴×参加人数、ポイント駒

進行方法：

教示　今から、私がホワイトボードにバラバラな文字を書きます。みなさんはそれを正しく並べ替えて、単語を作ってください。

①出題者が参加者に解答させようとしている単語を構成している文字を、ランダムにホワイトボードに書く。例：“たまご”であれば“ごたま”、等

普通

②わかった時点で参加者の前に置かれている鈴を鳴らしてもらい、答えてもらう。

③正の強化として、正答者にはポイントを与える。

実施上の留意点：

難聴の方は司会者のそばに座ってもらう。参加者の得点の偏りをなくすため、一度答えられた方は１回休みとし、連続で答えられないよう配慮する。

アレンジ法：

難易度を上げる場合⇧

・出題する課題の音節数が多いものを使用する。

・出題する課題をあまり普段から馴染みのない語にする。

・多数の仮名文字チップを用意し、参加者の前にランダムに並べ、発話で答える代わりに用意された仮名文字チップの中から解答を探し、並べてもらう。

・出題する課題の単語を２つ合併して出題する。例：ネウコシ→ネコ、ウシ

・同じ種類のもの（果物と果物）をあわせて出題する。

・全く異なった種類のもの（動物と果物）をあわせて出題する。

難易度を下げる場合⇩

・解答を発話させる代わりに絵カードを選択させる（絵カードの枚数は適宜調整する）。

・絵だけのカードを使用する。

・絵と文字をあわせたカードを使用する。

・「果物の仲間です」等のカテゴリーヒントを聴覚的、あるいは文字にて与える。

どっちだ？

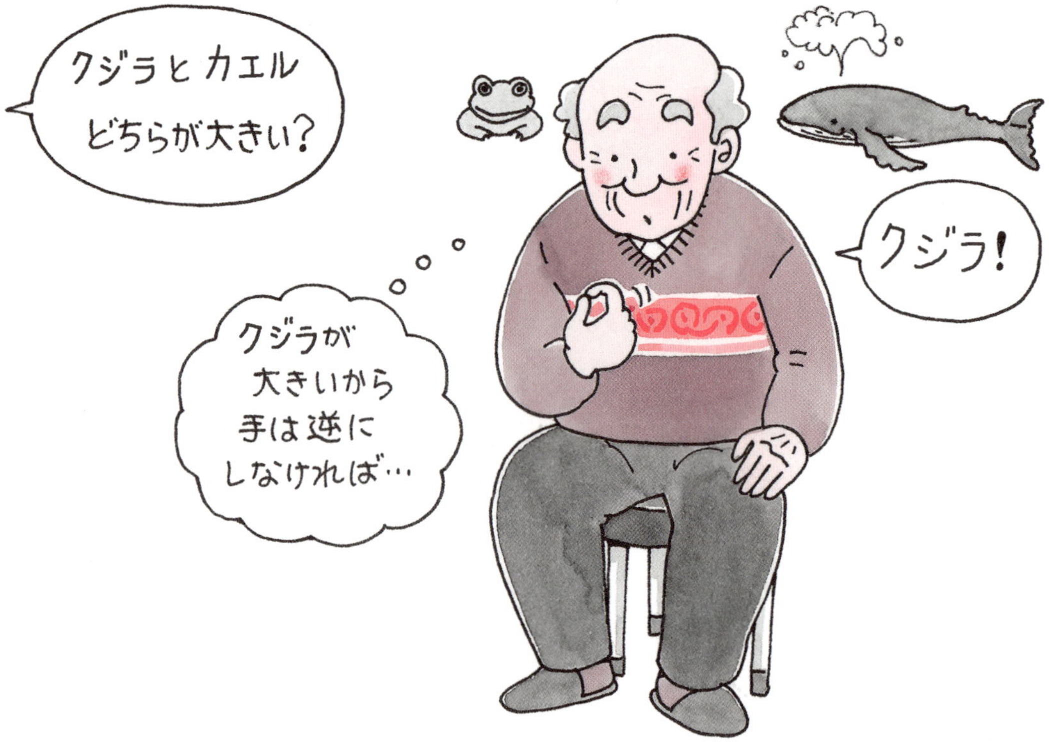
クジラとカエル
どちらが大きい？
クジラ！
クジラが
大きいから
手は逆に
しなければ…

やや難

主目的：注意力（持続力・転導）障害の改善

副目的：短期記憶能力向上（聴覚）

人　数：2～10名程度

材料用具：ポイント駒

進行方法：

教示　これから私が２つの単語を言います。その後で、どちらが大きい、小さい、長い、短い等の質問をします。みなさんはそれに、どちらかを答えてください。ただし、答えるのと同時にジェスチャーをつけます。大きいときには、親指と人差し指をくっつけます。小さいときには、親指と人差し指を広げます。

①司会者は参加者に（大きい：小さい、長い：短い、重い：軽い、等）質問する。例：クジラとカエル、どちらが大きい？

②司会者は「せーの」のかけ声のあと、参加者に動作と同時に答えさせる。

③誤答した参加者には、負の強化としてマイナスポイントを与える。

実施上の留意点：

難聴の方がいた場合には大きい声で刺激を与え、司会者のそばに位置してもらう。

アレンジ法：

難易度を上げる場合⇧

・司会者が与える刺激のspeedを上げる。

難易度を下げる場合⇩

・司会者が与える刺激のspeedを遅くする。

・参加者が実施するジェスチャーを反対にする。

複数カード計算

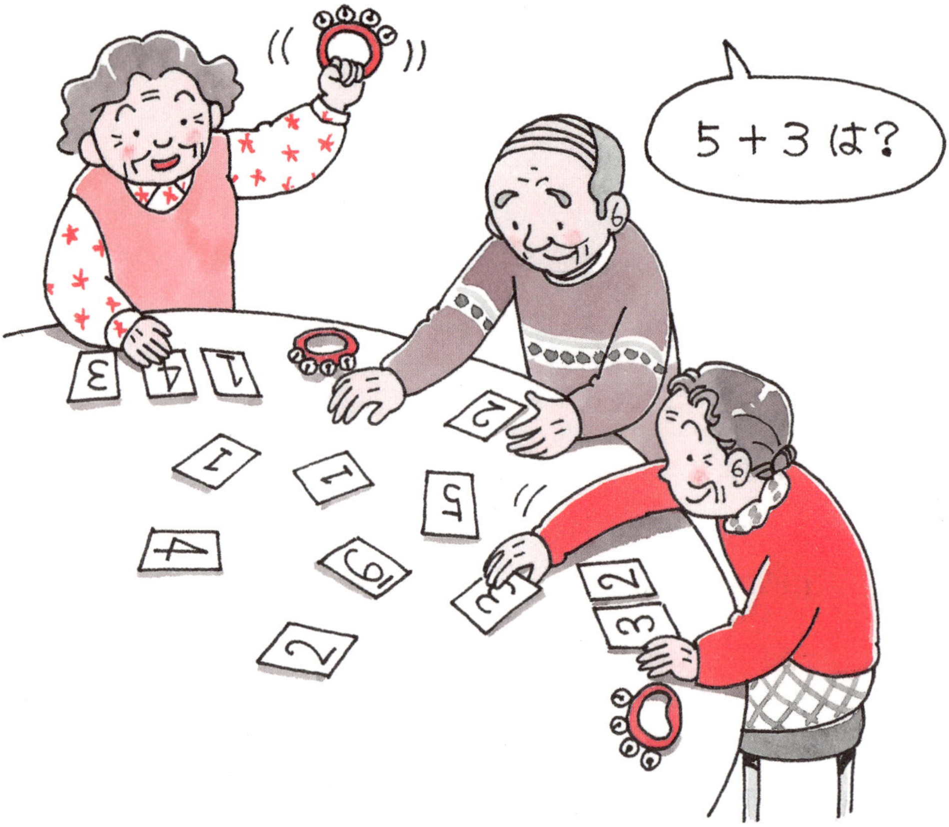

やや難

主目的： 注意力（持続力・転導）障害の改善

副目的： 計算能力の向上

人　数： 2～6名程度

材料用具： 数字カード（1～10まで別々に記載してある）を4セット位、ポイント駒

進行方法：

教示　これから私が、足し算、引き算、かけ算、わり算のうちのある計算式を言いますので、みなさんはそれをよく聞いてください。机の上に並べてある数字カードの中から、数字カードの合計がその計算式の答えになるように3枚選んでください。

①まず数字カードをランダムに机の上に並べる。

②司会者がまず計算式（例：3＋5は？、等）を参加者に向かって出題する。

③その後、テーブルにランダムに並べられた数字カード3枚を組み合わせて、合計が計算式の答えと同じになれば正答とする。

④一番早く正答をされた方には、正の強化としてプラスポイントを与える。

実施上の留意点：

対象者に難聴の方が含まれている場合、司会者のそばに坐らせる。

アレンジ法：

難易度を上げる場合⇧

・参加者の選択させる数字カードの枚数を増やす。例：3枚以上で

・計算式を複雑にする。例：虫食い式、例えば5＋8－（　）＝8、等

難易度を下げる場合⇩

・参加者に選択させる数字カードの枚数を少なくする。

ボールはどこ？

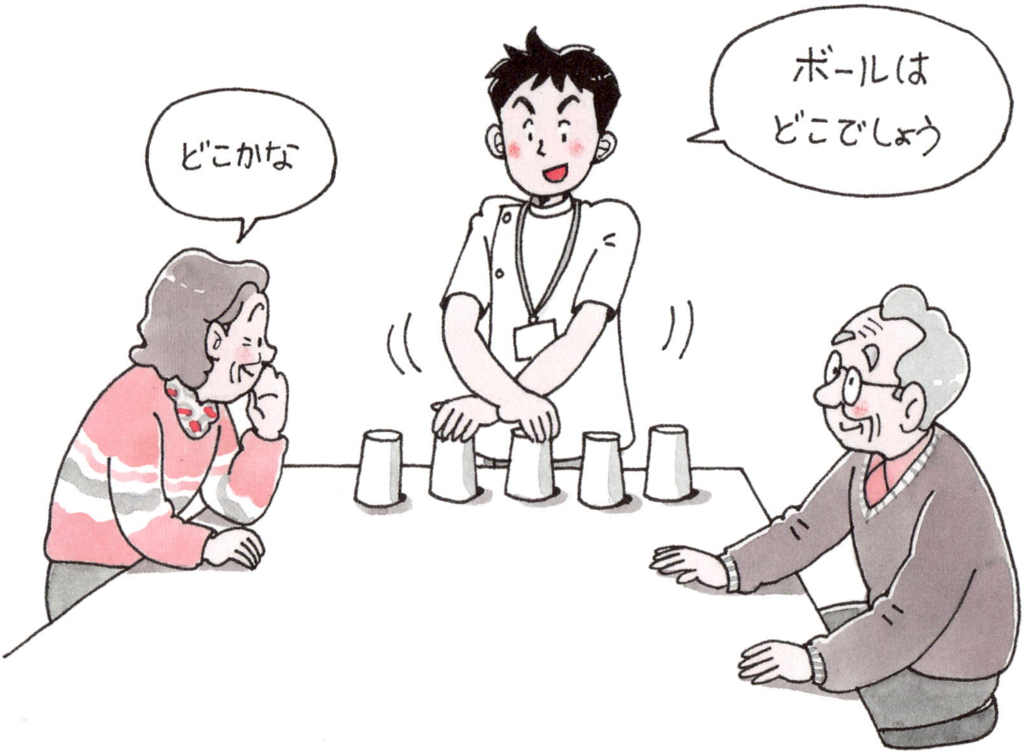

主目的： 注意力（持続力・転導）障害の改善

副目的： 短期記憶能力の向上（視覚）

人　数： 2～10名程度

材料用具： 紙コップ5個、ピンポン球3個、ホワイトボード、マジック（ホワイトボード用）、ポイント駒

進行方法：

教示　これから私が、あるコップにはボールを1つ、あるコップの中にはボールを2つ入れて伏せます。そして、コップを5回動かします。みなさん、よーく見ておいてください。

①参加者の前でボールを、5つ並べてあるコップの中の2つの中に入れる。（一つのコップには1個入れる、もう一方には2個入れる）

普通

②そして、すべてのコップをテーブルに伏せる。
③司会者が「今から５回動かします」と言い、参加者の目の前で両手を使い、５回コップの位置を動かす。参加者に、どこに動いていくか注意して観察してもらう。
④その後、再び司会者が「ボールの入っているコップはどれでしょう？」と一つ一つのコップについて尋ねる。その際、ボールが一個入っているコップと思う人？　または２個入っているコップと思う人は？　という尋ね方をし、ホワイトボードへ名前を記載していく。
⑤その後、参加者のほうの目の前でコップを開けていき、答え合わせをする。
⑥正の強化として、正答をした場合にはプラスポイントを与える。

実施上の留意点：

対象者に視力障害の方が含まれている場合、司会者の側に坐ってもらう。

アレンジ法：

難易度を変えない場合⇨

・コップの中に入れる物を変える。

難易度を上げる場合⇧

・司会者のシャッフルする回数を増やす。
・ボールを３つのコップに入れる。
・コップの数を増やす。

難易度を下げる場合⇩

・司会者のシャッフルの回数を減らす。
・球を一つのコップにしか入れない。
・全体のコップの数を減らす。

コロコロボール

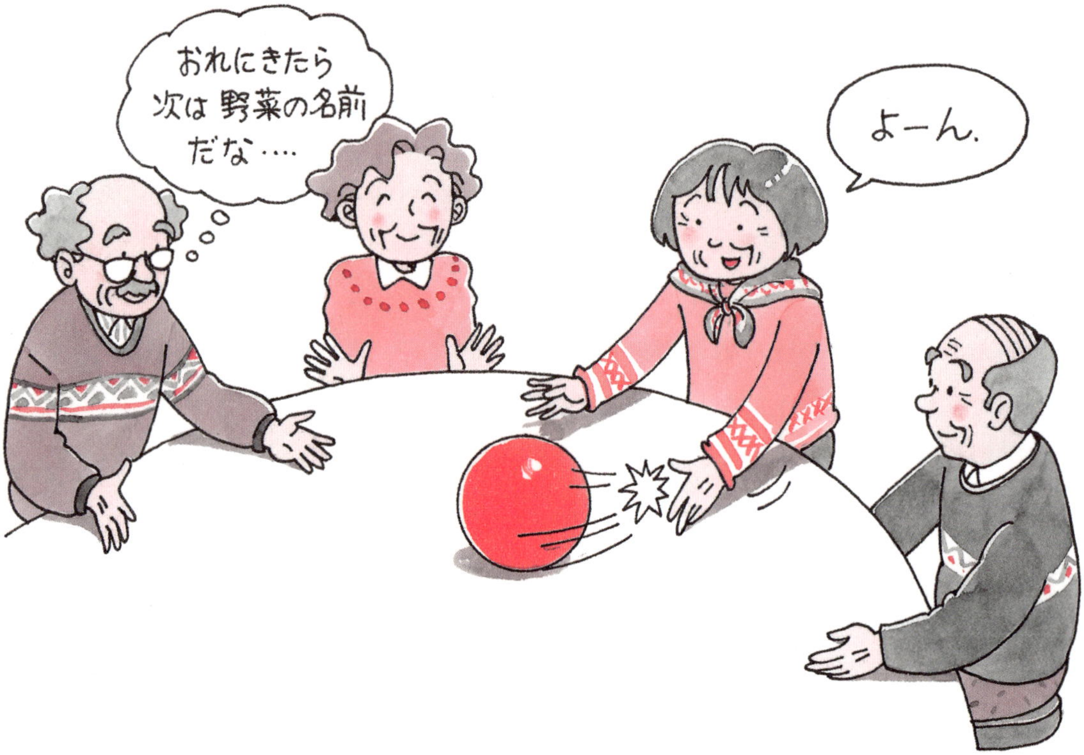

主目的：注意力（持続力）障害の改善

副目的：語想起能力の向上

人　数：6〜10名程度

材料用具：ビーチボール、ポイント駒

進行方法：

教示　今からボールを回してもらいます。ただし、「いーち」と言って、順番はどうでもよいので、誰かに渡してください。もらった方は「にー」と言って、ほかの方に回します。それを4までボールを回しながら行います。そして5の方は、5の数字は言わずに、野菜の名前を言って誰かにボールを回してください。もらった方は、また1に戻ります。さあ始めます。

①ボールを相手に渡すのと同時に数字を言うということ（1〜4まで順番に）と、

普通

5にあたる人は、数字を言わずに野菜の名前を言うということをあらかじめ説明する。

②司会者が参加者の一人に「◯◯◯さんから始めましょう」と声をかけ、ボールを渡す。

③はじめの方が「いーち」と言いながら、ほかの人にボールを渡す。次の人は「にー」と言いながら、またほかの人にボールを渡す。4までは同じように行う。

④そして、5にあたる方は、お題（野菜・果物の名前、赤いもの、等）に関する答えを表出（例：野菜の名前であれば＝ダイコン、等）しながら、ほかの人にボールを渡す。

⑤渡された人は、また1から繰り返す。

⑥負の強化として、間違った方へマイナスポイントを与える。

実施上の留意点：

対象者に難聴の方が含まれている場合、司会者が再度、刺激を繰り返し与える。

アレンジ法：

難易度を変えない場合⇨

・数字の代わりに、曜日、季節等を用いる。

難易度を上げる場合⇧

・テンポを速くする。

・5の時点で答える単語を2個に増やす。

難易度を下げる場合⇩

・テンポをゆっくりに設定する。

・参加者の単語を言うまでの待ち時間を長く設定する。

サイコロポーズ

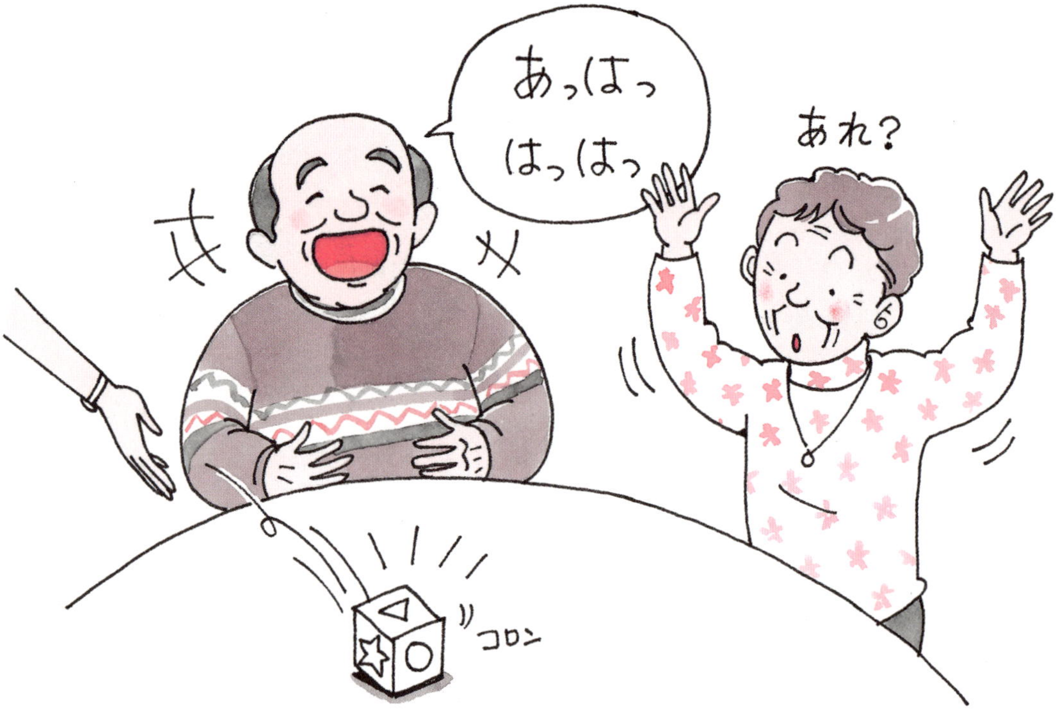

易

主目的：注意力（持続力・転導）障害の改善

副目的：短期記憶能力の向上（視覚）

人　数：4～10名程度

材料用具：○ △ ☆ の2つずつ書いてあるサイコロ、ポイント駒

進行方法：

教示　これはただのサイコロではありません。よく見てください。数字ではなく○ △ ☆ と書いてありますね。これを私が、みなさんの目の前で振ります。そして、○が出たら、手を上にあげましょう。△が出たら、「あははは」と大声で笑ってください。☆が出たら、顔をテーブルに伏せましょう。

①○＝手を上に大きく上げる、△＝「あははは」と大声で笑う、☆＝テーブルに顔を伏せる、ということをあらかじめ説明しておく。
②司会者がサイコロを転がす。
③そして出た目をみて、司会者の「せーの」のかけ声とともにポーズをとる。
④間違った方へマイナスポイントを与えることで、負の強化を設定する。

実施上の留意点：

対象者に視野・視力障害の方が含まれている場合、司会者がサイコロを見える範囲内に転がす。

アレンジ法：

難易度を変えない場合⇨

・参加者のポーズの種類を変える。

難易度を上げる場合⇧

・テンポを早くする。
・参加者のポーズの種類を増やす。

難易度を下げる場合⇩

・テンポをゆっくりに設定する。
・参加者のポーズの種類を減らす。
・参加者のポーズまでの待ち時間を長くする。

ボトル数字ならべ

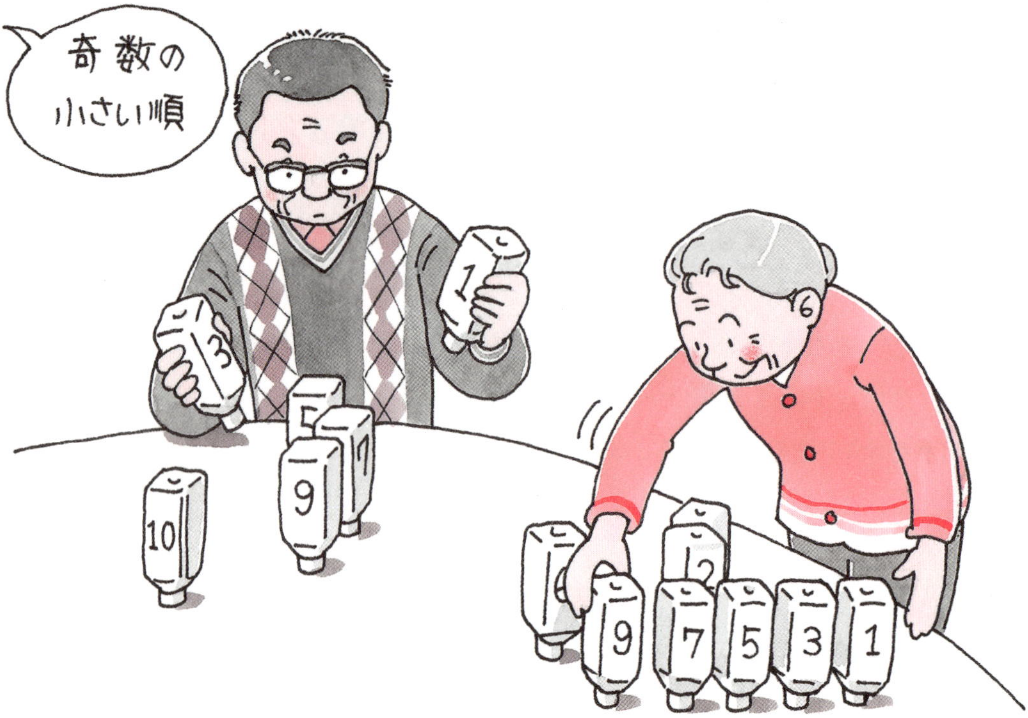

主目的： 注意力（持続力）障害の改善

人　数： 3～10名程度

材料用具： ポイント駒、ホワイトボード、マジック（ホワイトボード用）、ペットボトル（ペットボトルは蓋付きで、一人10本ずつ0～9までの数字をボトルの中央にマジックで書いておく）

進行方法：

教示　まず、目の前にあるペットボトルをよく見てください。数字が書いてありますよね。いいですか？　私が今からお題を出します。例えば、「小さい順です!!」と言ったら、みなさん右側から小さい順に逆さまに並べてください。そして並べ終わったら手を挙げてください！　早く完成した人が勝ちです。

①あらかじめ数字を記入したペットボトルを10本、参加者の目の前に逆さまに置く。

やや難

②そして、司会者が「小さい順です」などの指示を出す。（その他：「偶数です」→２と４と６と８だけを並べる、「３の倍数です」→３と６と９だけを並べる、「５＋７です」→１と２だけを並べる、等）

③参加者は、司会者の指示に合うペットボトルを選び、逆さまに並べ、完成したら手を挙げる。

④早く完成した方を勝ちとする。

⑤一番早く正答をした場合にはプラスポイントを与える、等の正の強化の設定を行う。

実施上の留意点：

対象者に難聴の方が含まれている場合、司会者が再度、刺激を与える。

アレンジ法：

難易度を変えない場合⇨

・並べるものをほかのものに変える（ドミノ等）。

難易度を上げる場合⇧

・複雑な問題にする（５＋８－２、等）。

難易度を下げる場合⇩

・並べるものを安定性のあるものにする（ペットボトルを逆さにしない、等）。

・簡単な問題にする（１～５まで並べてください、等）。

5文字歌リレー

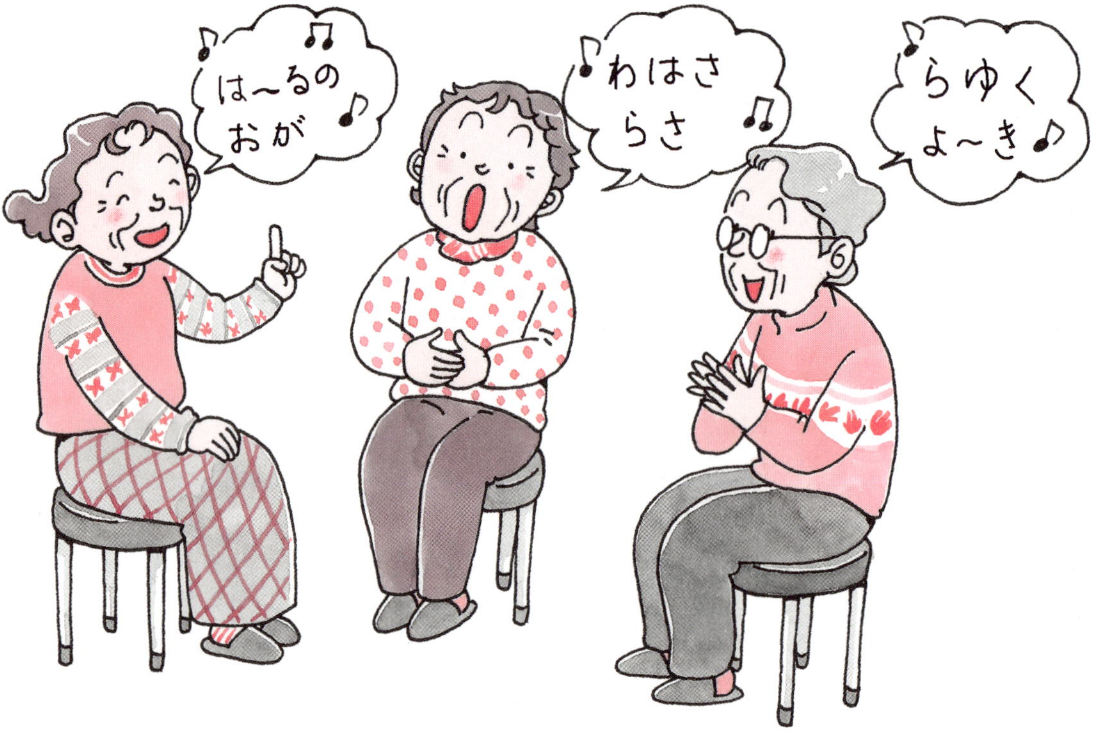

やや難

主目的：注意力（持続力・転導）障害の改善

副目的：声量の向上

人　数：3～10名程度

材料用具：ポイント駒、ホワイトボード、マジック（ホワイトボード用）、伴奏（なくてもできる）

進行方法：

教示　今日は、みなさんで歌リレーを行います。曲は『春の小川』です。まず、歌ってもいい文字数を指定します。今回は 5 文字です。いいですか？ 「はるのおが」までで 5 文字ですので、一人目の方がそこまで歌ったら、次の人は「わはさらさ」まで歌います。そして、曲が終わるまで歌い切りましょう。いいですか、いきますよ。

①円形に椅子を並べ、座る。

②そして、司会者が課題曲、および「5 文字です」などの歌う文字数の指示を出す。

③曲のはじめから決められた文字数ずつ、一人一人順番に曲の最後まで歌っていく。

④間違った方へマイナスポイントを与えることによって、負の強化を設定する。

実施上の留意点：

対象者が難聴の方が含まれている場合、司会者が再度繰り返し刺激を与える。

アレンジ法：

難易度を変えない場合⇨

・曲をほかのものに変える（『春がきた』、等）。

難易度を上げる場合⇧

・歌唱のテンポを速くする。

難易度を下げる場合⇩

・歌唱のテンポを遅くする。

・区切りのいい文字数に設定する。例：『春がきた』においては 5 文字、等

どぼん菊南バージョン

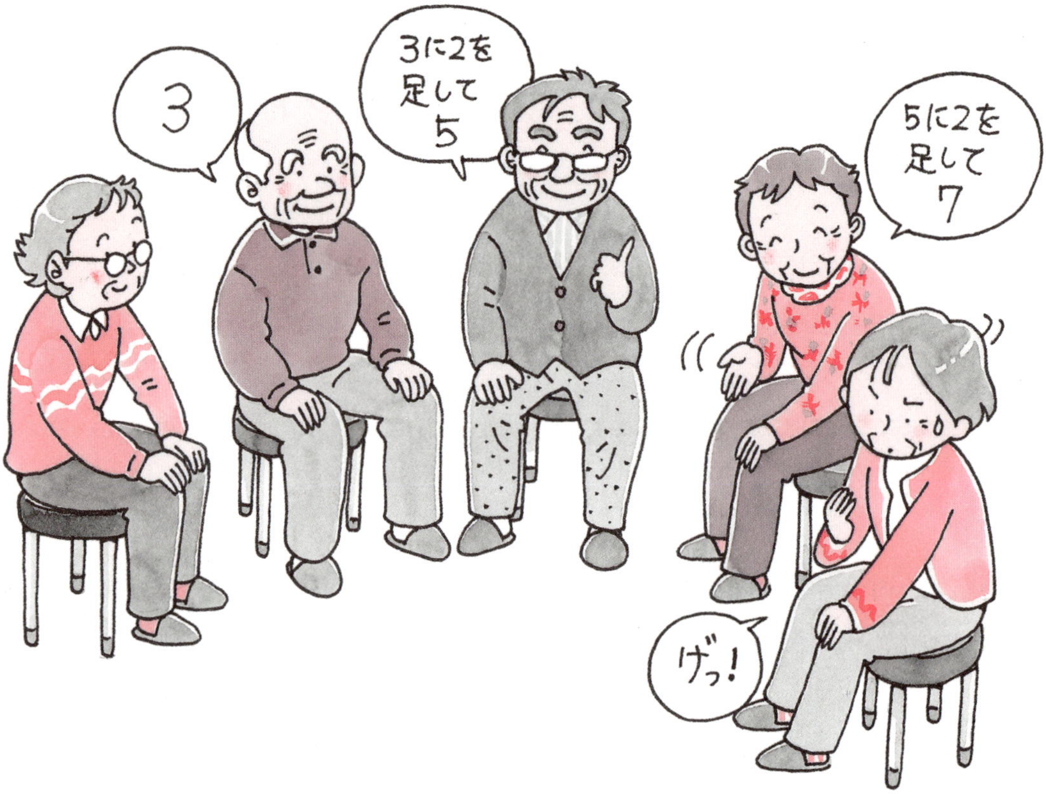

やや難

主目的： 注意力（持続力・転導）障害の改善

人　数： 3～5名程度

材料用具： ポイント駒、ホワイトボード、マジック（ホワイトボード用）

進行方法：

教示　ホワイトボートにある数字を書きます……例えば8とします。みなさんはこの数字で自分の番で終わりにならないように、またこの数字を越えないように、よく考えながら数字を足していってください。そのときに、前の人の答えが3で、自分が2を足そうと思ったら、答えるときには必ず式も付け加えて、例えば「3に2を足して5」と言ってください。ご自分の番で数字がぴったりだったり越えたりしたら、どぼ～ん。負けです。ルールとしては5以下の数字を使うことにしましょう。

①円形に椅子を並べ、座る。

②そして、司会者がホワイトボードに数字を記す（8以上の数字）。

③5以下の数字を一人ずつ足していき、自分のところで提示されている値と同等かつそれ以上の値にならないように、数字を足していくことを説明する。そのときには式も付け加えるように言う。

④自分が足した数字が同等かそれ以上になってしまった方には、マイナスポイントを与えることによって負の強化を設定する。

実施上の留意点：

対象者に難聴の方が含まれている場合、司会者が再度、繰り返し刺激を与える。

アレンジ法：

難易度を上げる場合⇧

・参加者が答えるテンポを早くする。

・はじめに提示する数字もホワイトボードへは書かず、音声だけの提示とする。

難易度を下げる場合⇩

・参加者が答えるテンポを遅くする。

・参加者が発言した数字をホワイトボードに書きながら進める。

台風がきた

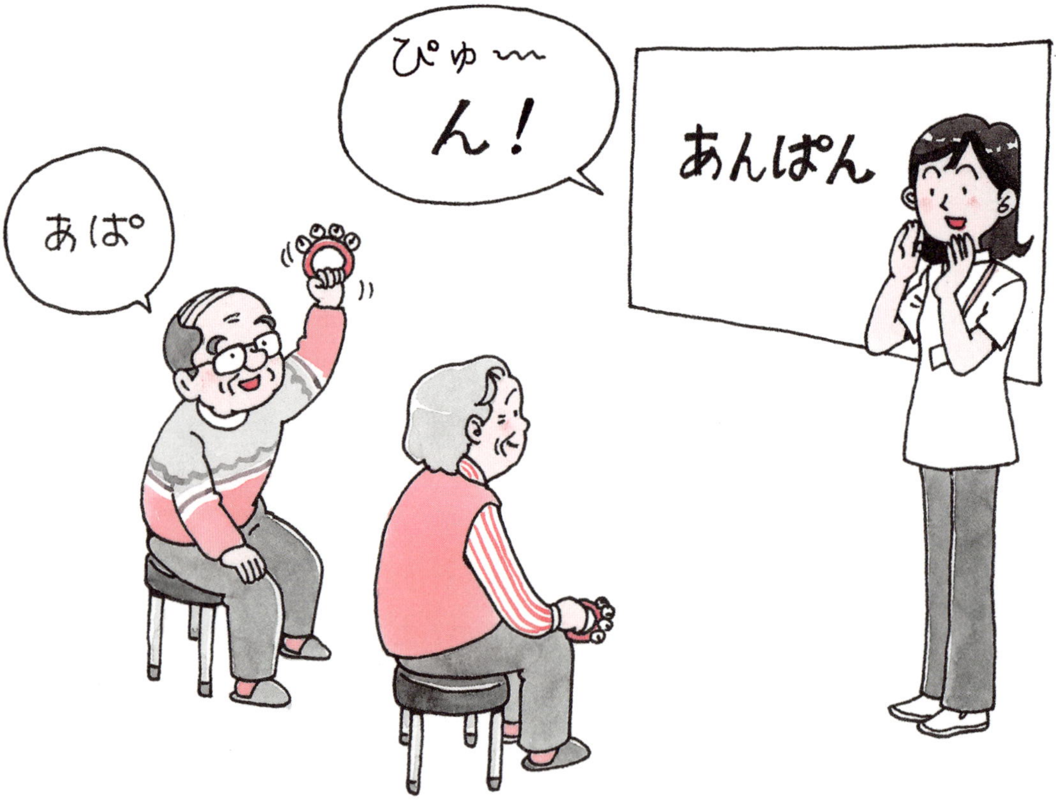

普通

主目的：注意力（持続力・転導）障害の改善

副目的：短期記憶の改善（聴覚）

人　数：2～10名程度

材料用具：ポイント駒、ホワイトボード、マジック（ホワイトボード用）、鈴×参加人数

進行方法：

教示　今から私がある単語を言います……例えば、「あんパン」と言います。そして、風が吹いてくる音を「ぴゅ～」と言います。そして、その音の後に、風で飛んでいく言葉を一つ言います……例えば「ん」と言います。そしたら、みなさんは風で飛ばされなかった言葉……先ほどのあんパンは“ん”が飛ばされたので、答えは“あぱ”となります。

①司会者が、単語を音声にて提示する。

②そして、司会者が「ぴゅ～」と言った後に、提示した単語に含まれる音を与える。

例：設問「リンゴ……ぴゅ～……り！」→答え「んご」、設問「ニンニク……ぴゅ～……に！」→答え「んく」、等

③答えがわかった人は、鈴を鳴らし答えてもらう。

④一番早く正答をした方にはプラスポイントを与える、等の正の強化の設定を行う。

実施上の留意点：

対象者に難聴の方が含まれている場合、司会者のそばに座るように設定する。

アレンジ法：

難易度を上げる場合⇧

・司会者と参加者との駆け引きのテンポを早くする。

・台風で飛ばす音を２つに増やす。

・出題する課題の文字数を増やす。

難易度を下げる場合⇩

・司会者と参加者の駆け引きのテンポを遅くする。

・出題する課題の文字数を少なく設定する。

からだどこ？

あたま→おしり
はな→くび
みみ→おなか
むね→あし
あたまと言ったら

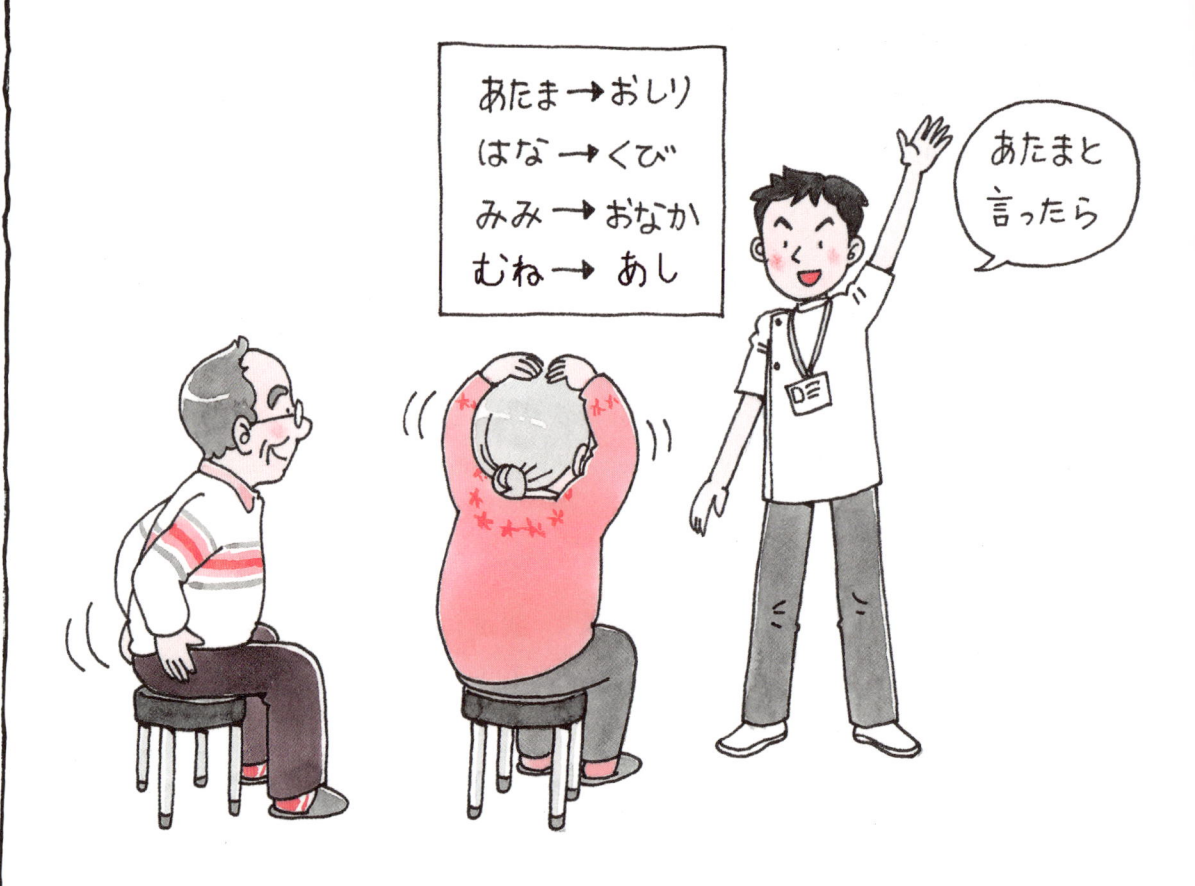

普通

主目的： 注意力（転導）障害の改善

副目的： 短期記憶（聴覚）

人　数： 2～10名程度

材料用具： ポイント駒、ホワイトボード、マジック（ホワイトボード用）

進行方法：

教示　今から私がある体の名前を言います。……例えば、「頭」と言います。でも「頭」と言って頭を触っても面白くありませんので、いくつかルールを設定します。いいですか？　私が「頭」と言ったら**お尻**、「鼻」と言ったら**首**、「耳」と言ったら**お腹**、「胸」と言ったら**足**を触ってください（説明しながらホワイトボードに書く）。

①司会者が、音声にて提示する体の部位とそれに対応して触る部位をあらかじめ参加者に提示しておく（ホワイトボードに書いておく）。

②そして、司会者が体の部位を音声にて提示した後に、参加者にあらかじめ決めておいた部位を触らせる。例：設問「あたま！」→答え〈お尻〉、設問「はな！」→答え〈首〉

③一番早く正答をした方にはプラスポイントを与える、等の正の強化の設定を行う。

実施上の留意点：

対象者に難聴の方が含まれている場合、司会者のそばに座るように設定する。

アレンジ法：

難易度を上げる場合⇧

・司会者と参加者との掛け合いのテンポを早くする。

・さわる体の部位を2つに増やす。

難易度を下げる場合⇩

・司会者と参加者との掛け合いのテンポを遅くする。

・触る体の部位を類似した部位に設定する。

幸せならたたこう

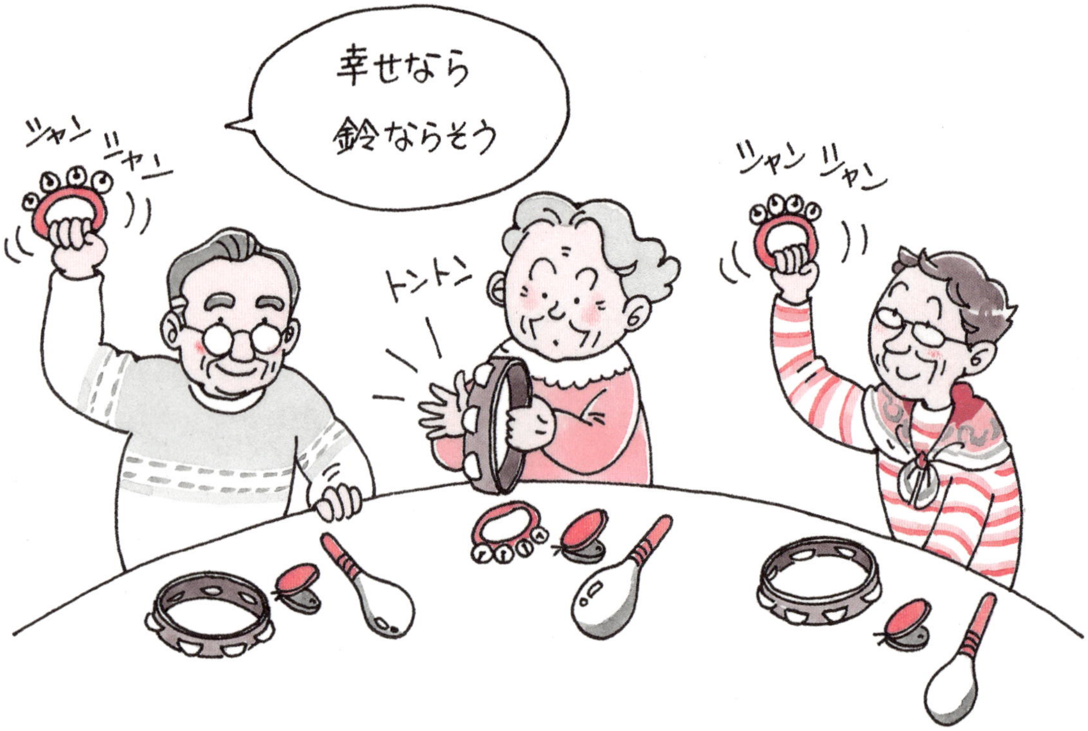

易

主目的：注意力（持続力・転導）障害の改善

人　数：2～10名程度

材料用具：ポイント駒、ホワイトボード、マジック（ホワイトボード用）、鈴・太鼓・カスタネットなどの楽器4～5種類×参加人数

進行方法：

教示『幸せなら手を叩こう』という歌を知っていますか？　普通は手を叩きますが、今回は手の代わりに、みなさんの目の前にある色々な楽器を使います。何を言うか、よく聞いて、即、その楽器を鳴らしてください。

①一人一人の参加者の目の前に楽器を並べる（4～5種類）。

②そして、司会者が「幸せなら○○○鳴らそう」というように、○○○の部分に楽器の名前を入れる。例：「幸せなら鈴鳴らそう！」、等

③司会者のかけ声後、一拍休みを入れ、二回楽器を鳴らしてもらう。例：司会者「幸せなら鈴鳴らそう！」　ウン《一拍》　シャンシャン《鈴鳴らす》

④間違った方へマイナスポイントを与えることによって、負の強化を設定する。

実施上の留意点：

対象者に難聴の方が含まれている場合、司会者のそばに座るように設定する。

アレンジ法：

難易度を上げる場合⇧

・歌のテンポを早くする。

・参加者が鳴らす楽器数を増やす。

・楽器に別の名前をつけ、その名前を歌唱した場合には該当の楽器を鳴らす。例：タンバリン→ネコ、鈴→イヌ、等

難易度を下げる場合⇩

・歌のテンポを遅くする。

・鳴らす楽器の選択肢を少なく設定する。

同時曲あて

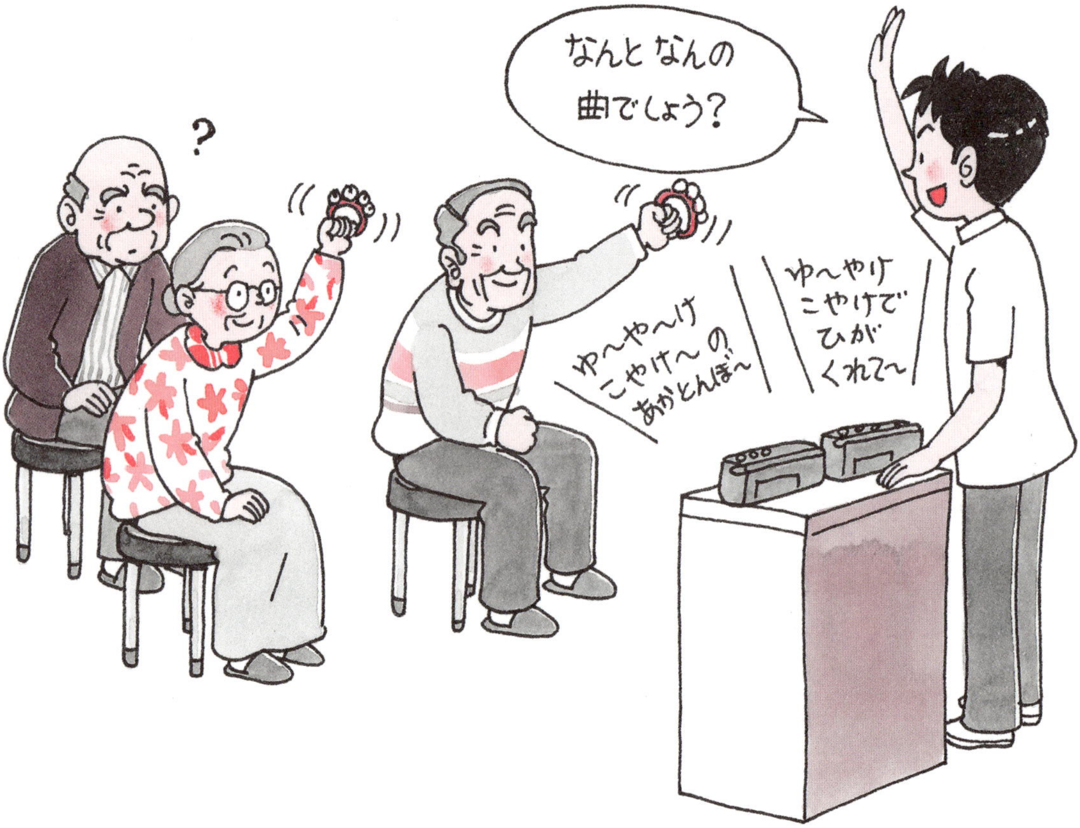

普通

主目的： 注意力（持続力・選択）障害の改善

人　数： 2～10名程度

材料用具： ポイント駒、ホワイトボード、マジック（ホワイトボード用）、カセットデッキ2台、童謡テープ2本、鈴×参加人数

進行方法：

教示　今日は、みなさんで同時曲あてクイズを行います。ある童謡を同時に2曲流します！　みなさんは、よく聞いて、何の曲と何の曲が流れているのかを当ててください。

①一人一人の参加者の目の前に鈴を並べる。

②司会者が「曲を流します。よく聞いてください」というかけ声とともに、曲を2曲同時に鳴らす。例：『夕焼けこやけ』と『赤トンボ』、『浦島太郎』と『桃太郎』、等

③2曲ともわかった方に、鈴を鳴らして答えてもらう。

④一番早く正答をした方にはプラスポイントを与える、等の正の強化の設定を行う。

実施上の留意点：

対象者に難聴の方が含まれている場合は当ゲームは適さない。

アレンジ法：

難易度を上げる場合⇧

・参加者に聞いてもらう曲を3曲に増やす。

・似た曲調の曲を使用する。

・歌詞なしの曲だけのテープを用いる。

難易度を下げる場合⇩

・違う曲調の曲を使用する。

ビーチホッケー

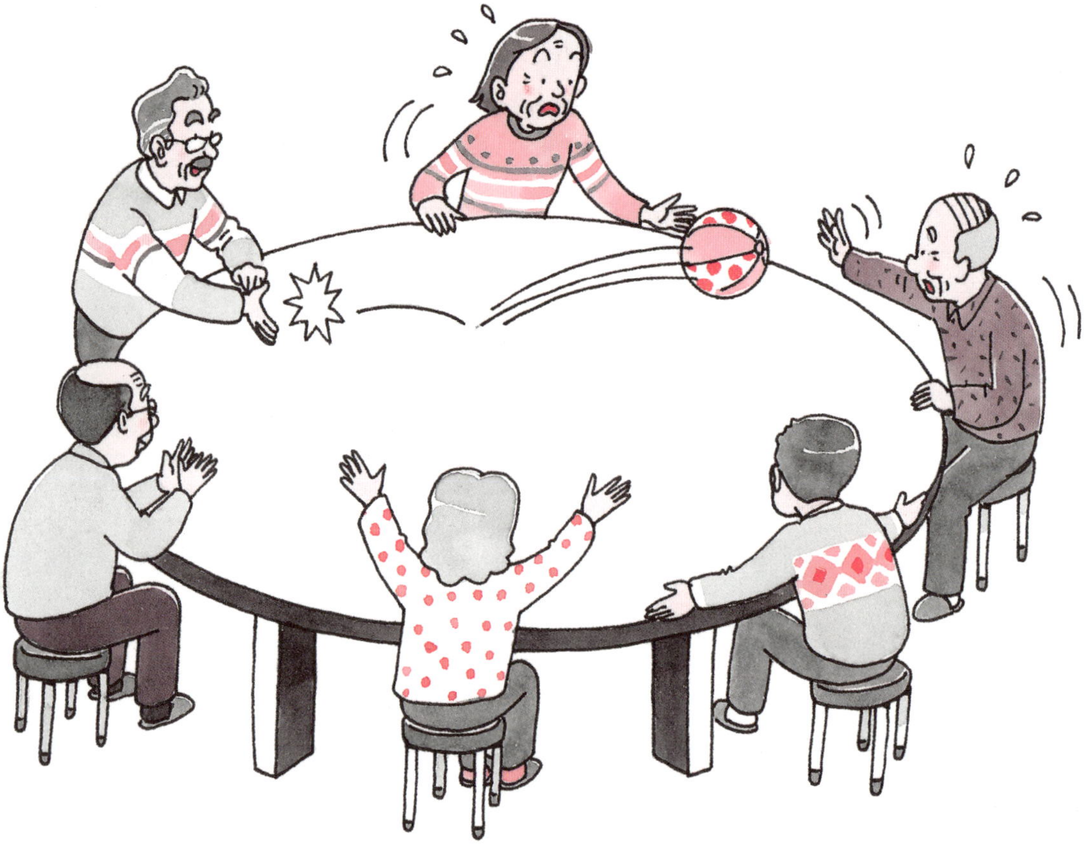

易

主目的：注意力（持続力・転導）障害の改善

人　数：4～10名程度

材料用具：ポイント駒、ホワイトボード、マジック（ホワイトボード用）、ビーチボール

進行方法：

教示　今日はみなさんでビーチホッケーを行います。個人戦です。今からルールを説明します。ゴールは人と人の間です。間をねらって、ボールを勢いよく転がしてください。うまく間を抜けたら、間を抜かされた両方の人に**マイナスポイント**が加算されます。いいですか？　みなさん、間を抜かされないようにボールを転がしてください。肩より上にボールが浮き上がってしまったら、ファールです。

①司会者が、参加者一人一人の左右をボールが抜けたらマイナスポイントが加算されるということ、また肩より高くボールを上げて、点数が入ってもノーカウントということを説明する。

実施上の留意点：

参加者に片麻痺の方が含まれている場合、両手が使用可能な人にも片手だけ使用のルールを設定する。

アレンジ法：

難易度を上げる場合⇧

・ボールを２つに増やす。

難易度を下げる場合⇩

・大きいボールを使用する。

風船トス

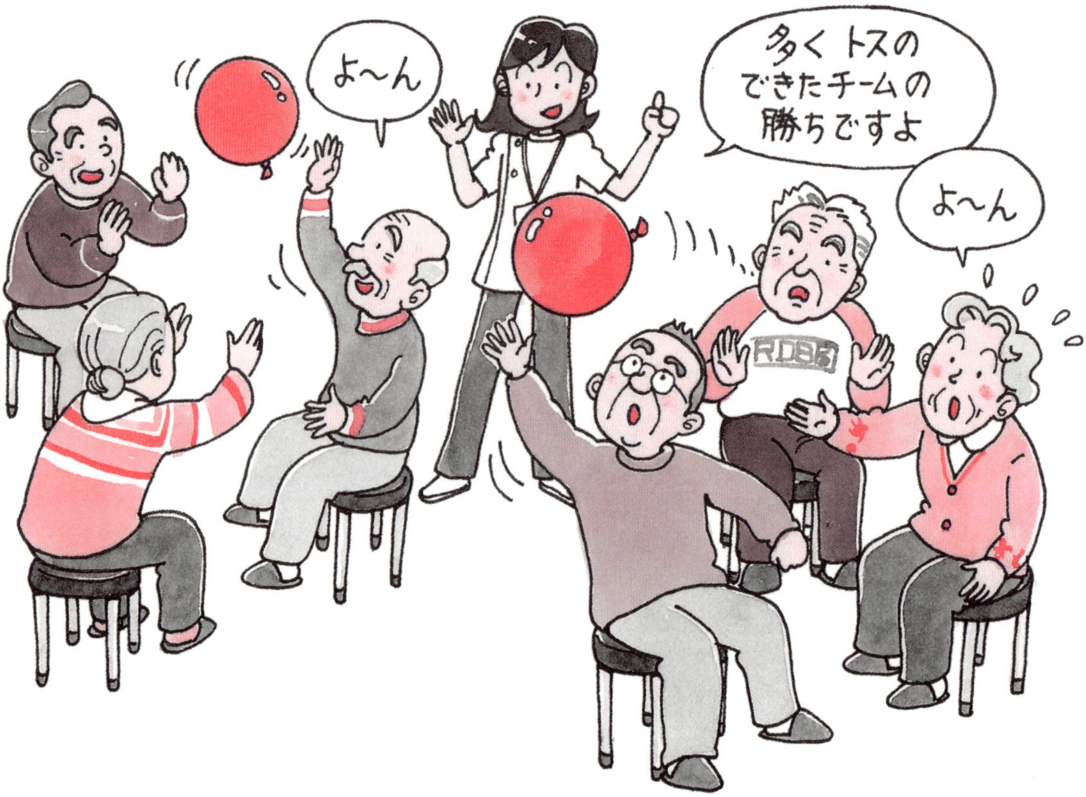

易

主目的：注意力（持続力・転導）障害の改善

人　数：6～10名程度

材料用具：ポイント駒、ホワイトボード、マジック（ホワイトボード用）、風船、椅子、名札（奇数・偶数と記入）

進行方法：

教示　みなさんを2チームに分けて対抗戦で行います。数字を数えながら風船をトスしていきます。なるべく多くトスできたチームが勝ちです。でも、ただトスをしていくだけでは面白くありませんので、あるルールを設定します。チームの中には、奇数のときだけにボールに触っていい人、偶数のときだけにボールに触っていい人を作りましょう。
もし偶数の人が13回目でボールに触れたり、奇数の人が10回目でボールに触れたりした時点で、その勝負は終了となります。もちろん、床に落としてもそこで終了です。

①司会者が、参加者を2チームに分け、チームの中に偶数の回数のときにトスできる人と奇数の回数にトスできる人を決め、名札を付けさせる。
②椅子を2チーム分円形に並べ、座るように設定する。
③偶数の名札を付けている人は偶数の回数のときにトスできることと、奇数の人は奇数の回数のときにトスできるということを説明する。
④そして、司会者の合図とともに2チーム同時に風船をトスさせ、回数をチーム全員で数える。1チームに1人スタッフが付き、回数のチェックを行う。
⑤両チームで競い、5分の間に多いトス記録を作った方が勝ちと設定する。

実施上の留意点：

対象者に難聴の方が含まれている場合、司会者の側に座るように設定する。また参加者に片麻痺の方が含まれている場合、両手が使用可能な人にも片手だけ使用のルールを設定する。

アレンジ法：

難易度を下げる場合⇩

・奇数の人しか打てない、偶数の人しか打てないなどの設定をしない。

色旗あげ

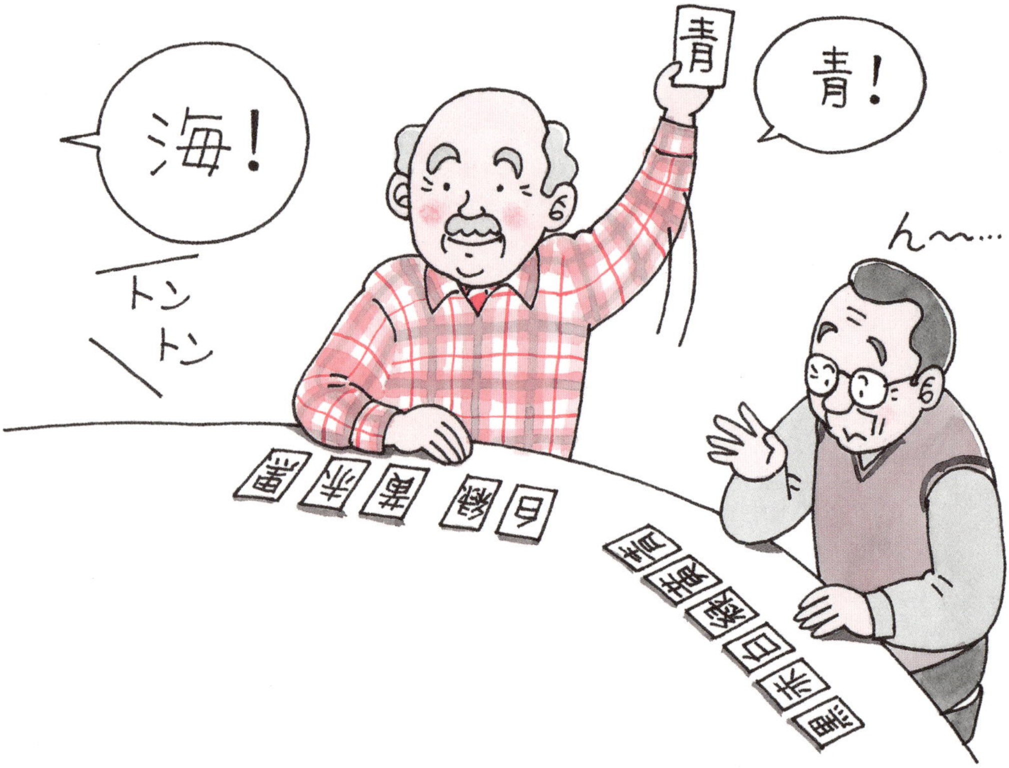

普通

主目的：注意力（持続力・転導）障害の改善

副目的：色概念の改善

人　数：2～10名程度

材料用具：ポイント駒、色カード（赤・黄・青・緑・白・黒が1セット）×人数分

進行方法：

教示　私がこれから様々なものの名前を言います。そのものの色を前に置かれた色カードから選んで、私の合図で上げてください。合図は、ものの名前を言った後に手拍子を２回叩きますので、みんなで合わせて上げてください。ただし、だんだん手拍子のspeedが速くなります。

①司会者が、色に関係する単語を１つ言う。例：リンゴ＝赤、雲＝白、等

②その後、司会者はトントンと手拍子を叩く。

③参加者は目の前にある色カードの中から、その単語に対応する色を選び、手に持って提示する。

④間違った方または一番遅かった方へマイナスポイントを与えることによって、負の強化を設定する。

実施上の留意点：

対象者に難聴の方が含まれている場合、司会者のそばに座るように設定する。

アレンジ法：

難易度を上げる場合⇧

・司会者と参加者の掛け合いのテンポを早くする。

・提示する単語を２個にする。

難易度を下げる場合⇩

・司会者と参加者のテンポを遅くする。

・参加者が選ぶ色の選択肢を少なくする。

コロコロたんご

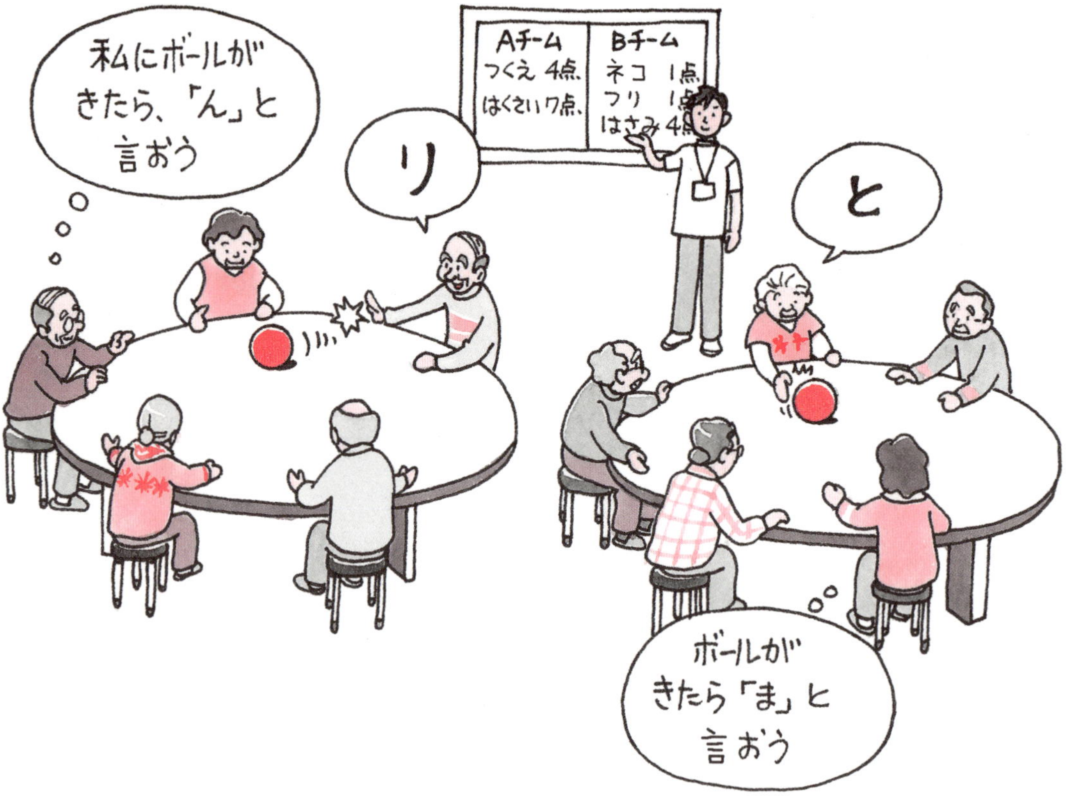
私にボールがきたら、「ん」と言おう
リ
Aチーム
つくえ 4点
はくさい 7点
Bチーム
ネコ 1点
フリ 1点
はさみ 4点
と
ボールがきたら「ま」と言おう

主目的： 注意力（持続力・転導）障害の改善

副目的： 語想起能力の向上

人　数： 6～10名程度

材料用具： ポイント駒、ホワイトボード、マジック（ホワイトボード用）、ボール2個

進行方法：

教示　みなさんを2チームに分けて対抗戦で行います。チーム内でボールを転がし、キャッチしながら、ひらがな一文字をドンドンつなげてたくさん単語を作っていきましょう！　まずは“あ”から始めます。ボールをもらった人はもらったと同時に、何か一つひらがなを言ってください。単語ができたら、チームの点数となり

難

ます。2文字の単語は1点、3文字の単語は4点、4文字の単語は7点、5文字は10点加算されます。単語が完成したと思ったら、一旦ボールを止めてください。いいですか？　みなさん、協力して、たくさん単語を作ってくださいね。

①司会者が参加者を2チームに分け、1チームに一つずつボールを渡す。

②2文字の単語は1点、3文字の単語は4点、4文字の単語は7点、5文字は10点になることを説明しておく。

③はじめボールを持った人は「あ」と言い、次の人にボールを渡すように指示する。

④ボールが回ってきた人は、作る単語を予測しながら一つ音を言う。例：2番目の人が“し”→足1点、2番目の人が“ん”→3番目の人が“こ”→あんこ4点

⑤そして、単語が完成したら一旦ボールを止めて、点数をホワイトボードに書く。また、途中で単語が崩れた場合には（例：はじめの人“は”→2番目の人“く”→3番目の人“さ”→4番目の人“ろ”は、くさろ、等)、そこで司会者がボールを取り上げ、はじめの人にボールを渡しリセットする。

⑥両チームで競い、5分間の間に多く点数を取ったチームが勝ちと設定する。

実施上の留意点：

対象者に難聴の方が含まれている場合、司会者のそばに座るように設定する。

アレンジ法：

難易度を上げる場合⇧

・ボールを回すテンポを速くする。

・2文字は点数を加算しないと設定する。

・語のカテゴリーを限定する。例：野菜だけ

難易度を下げる場合⇩

・ボールを回すテンポを遅くする。

まる・さんかく・しかく

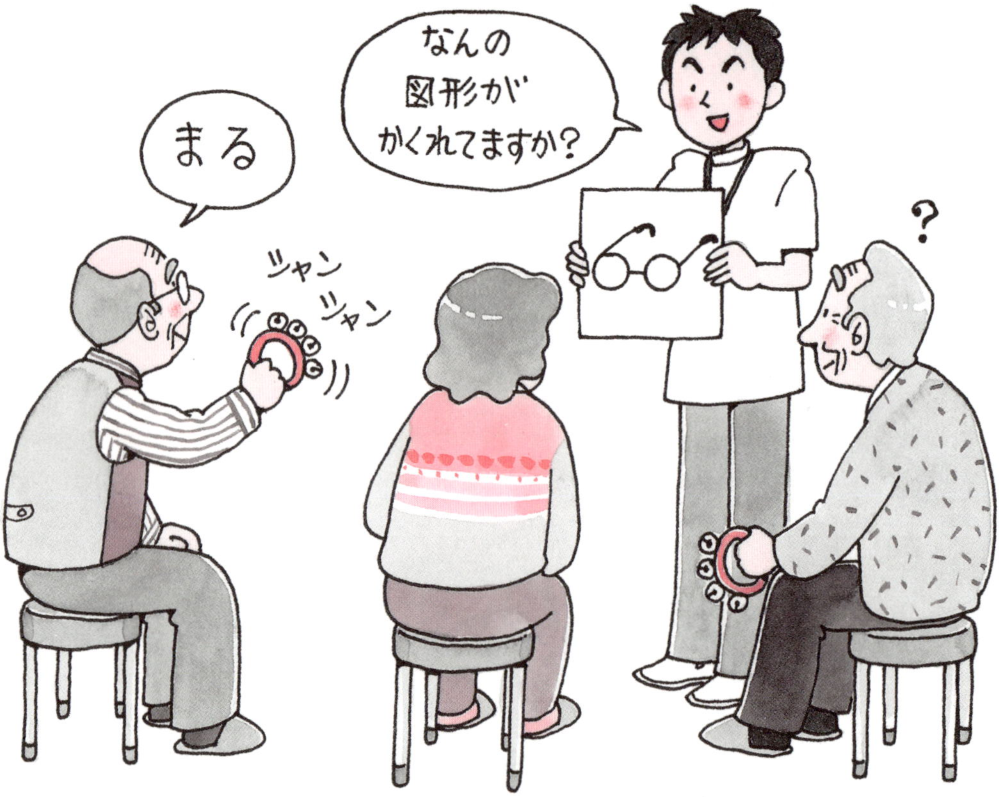

易

主目的： **注意力（持続力・転導）障害の改善**

人　数： **2～10名程度**

材料用具： **ポイント駒、丸・三角・四角の要素を含む絵カード数種類（例：めがね・時計・豆腐・家、等）、鈴×参加人数**

進行方法：

教示　まず、この絵を見てください（めがねの絵を見せる）。よーく見ると、丸、三角、四角のうちのどれかの図形が隠れていますよね。わかりますか？　そうですね、丸が隠れていました。どの図形が隠れているかわかった人は鈴を鳴らして答えてください。答えは一つとは限りません。例えば、この絵を見てください（家の絵を見せる）。この絵はここに三角、ここに四角が隠れています。こういう場合、答えは「三角四角」と答えてください。複数の場合は、すべて答えることができて正解とします。

①絵に含まれる要素をすべて答えることができてポイントとなることを説明しておく。

②司会者が絵を参加者に提示する。

③わかった人には鈴を鳴らしてもらう。一番早く鈴を鳴らした人に答えてもらう。

④一番早く正答をした場合にはプラスポイントを与える、等の正の強化の設定を行う。

実施上の留意点：

対象者に視力障害の方が含まれている場合、絵を大きめに設定する。

アレンジ法：

難易度を上げる場合⇧

・図形の要素を増やす。例：菱形、台形、等

難易度を下げる場合⇩

・一つの絵の中に一つの図形だけ含むように設定する。

条件付きボーリング

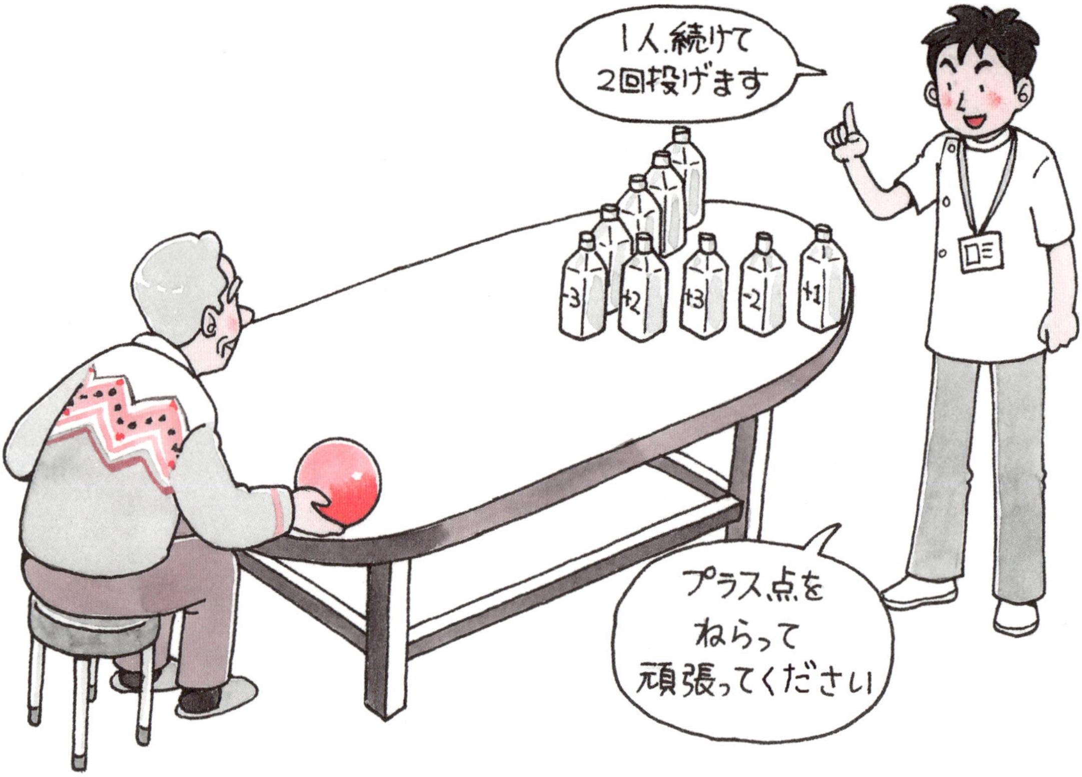
1人、続けて
2回投げます
-3
+2
+3
-2
+1
プラス点を
ねらって
頑張ってください

普通

主目的：注意力向上（持続）

人　数：4名以上～（偶数人数）

材料用具：350ml空ペットボトル9本（側面に点数を書いたもの；－1点・－2点・－3点×各1本、＋1点×2本、＋2点×2本、＋3点×2本）、ホワイトボード、マジック（ホワイトボード用）、ビーチボール、ポイント駒

進行方法：

教示　これから、2チームに分かれてボーリング大会を行います。このピンの側面に点数が書いてありますね。ピンを倒すと、それに書いてある点数が加算されます。マイナス点が書いてないピンを倒すよう頑張ってください！　みなさん。できるだけたくさん点数を獲得しましょう。

①司会者はまず、参加者を2チームに分ける。

②参加者の前にピンを間隔をあけて、Vの形に配置する。その際、ピンの点数は参加者に見えるようにピンの側面に記載しておく。

③そして、司会者は「プラスのピン、頑張って倒してください」と言い、ボールを一人1回ずつ投げるように設定する。倒したピンの点数をチームの点数として加算する。1回毎にピンは並べ直す。1チーム一人ずつ交互にボールを投げてもらう。

④2巡して合計点数の高いチームの勝利と設定する。

実施上の留意点：

参加者全体の上肢機能のレベルに合わせて、投球場所からピンまでの距離を設定する。

アレンジ法：

難易度を上げる場合⇧

・マイナス点ピンを増やす。

・プラスピンを倒した後に、その点数と同じ文字数の単語を想起できたときだけ点数が加算されると設定する。

難易度を下げる場合⇩

・プラス点ピンだけにする。

ジェスチャーカルタ

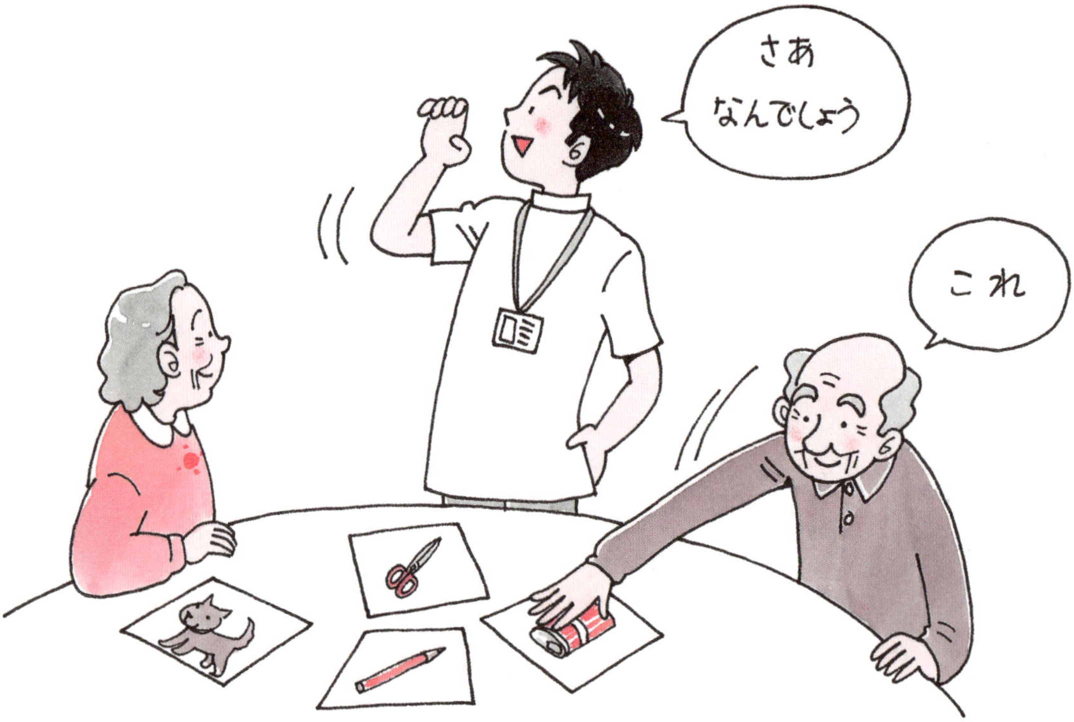

易

主目的： 非言語的コミュニケーション能力の向上

人　数： 3～6名程度

材料用具： 絵カード20～30枚位

進行方法：

教示　これから私がみなさんの前に並べてある、絵カードのどれかをジェスチャーで表します。ジェスチャーの途中でもよいですので、わかったところで、これだと思ったものを取ってください。

①絵カードを参加者の前にランダムに並べる。

②司会者はその中のどれかを決め、「さあ、始めます。よく見ていてください」と言ってジェスチャーを始める。

③一番早くカードを選んだ場合には、絵カードをプラスポイントとして与える等の正の強化の設定を行う。

実施上の留意点：

失語症重度の方が参加されている場合は、ゲームの内容の説明をジェスチャーを交えるなどして完全に理解させる。

アレンジ法：

難易度を変えない場合⇨

・参加者に順番にジェスチャー担当になってもらう。

難易度を上げる場合⇧

・絵カードの代わりに漢字および仮名カードにする。

・低頻度語の絵カードにする。

難易度を下げる場合⇩

・ジェスチャーを実施する前に、ホワイトボードにカテゴリーヒントを記載する。（例：絵カードが“ネコ”だったらホワイトボードに動物と書く。失語症の状態によってはカテゴリーヒントを聴覚刺激で与えてもよい）

・絵カードを絵＋文字カードにする。

・高頻度語の絵カードにする。

字差式文字ならべ

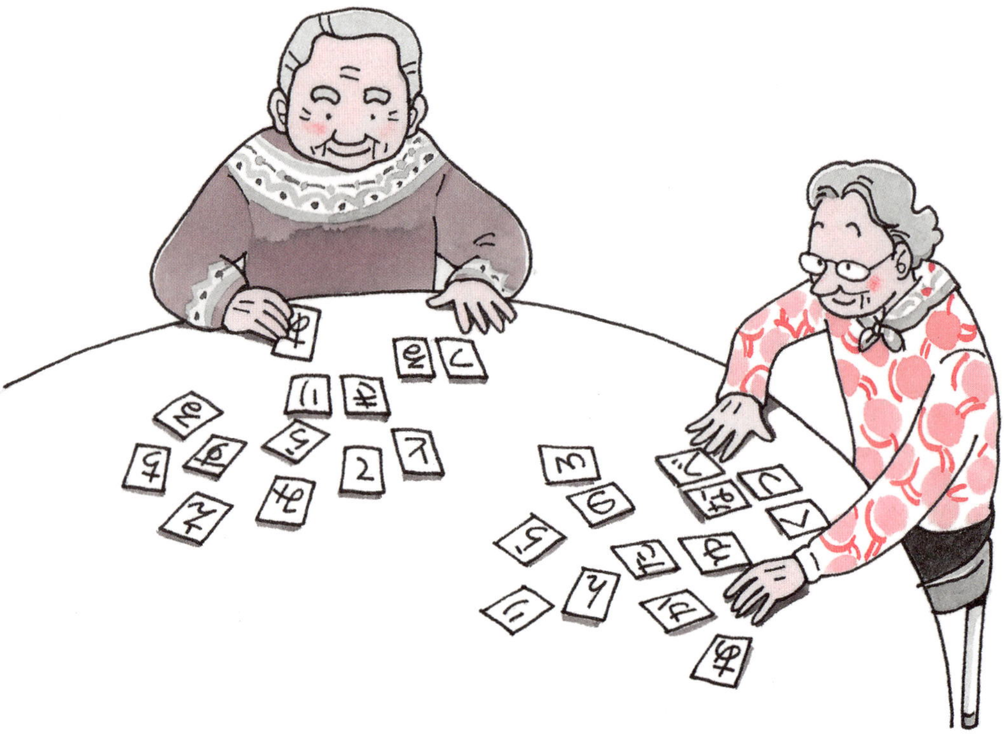

主目的：語想起能力の向上

副目的：仮名文字書字能力の向上

人　数：2～6名程度

材料用具：仮名文字チップ50音を5セット位、合計文字チップ250個ぐらい

進行方法：

教示　みなさんの前に並べてある文字チップを使って、自由に単語を作ってください。ただし名詞じゃないといけません。作られたら得点をあげます。正解を2文字で作られたら1点、3文字で作られたら2点、4文字で作られたら4点、5文字で作られたら6点、6文字で作られたら8点をあげます。

①司会者が仮名文字チップをひとつかみずつ、参加者の前にそれぞれ置く。

②司会者のスタートの合図で、参加者一斉に始めさせる。

③時間を適宜制限する。

難

④作成された単語の文字数に応じて前述した得点を与え、正の強化設定を行う。ただし、作られた単語の中に誤った文字が含まれていたら、1点ずつ減点する（誤り文字が2個あれば2点減点する）。

④総合点が多い人の勝ちとすることによって、正の強化の設定を行う。

実施上の留意点：

視力障害の方には大きめのチップを用意する。視野障害の方にはつかんだチップの置き場を考慮する。

アレンジ法：

難易度を変えない場合⇨

・文字チップを参加者の前にそれぞれ置くのではなく、全体にまんべんなく散らす。

難易度を上げる場合⇧

・4文字以上で作成するとか、4文字で作成するなど制限を指示する。

・カテゴリーを限定する。例：動物、果物、等　#ただし個人個人によって難易度が下がる場合も考えられるので検討する必要あり。

・上記の2通りを組み合わせる。例：3文字の動物

・参加者にそれぞれ制限が書いてある文字カードを引いてもらい、その指定された条件の単語を作成する。例：2文字の花、4文字の県、3文字の野菜、等　#ただし個人個人によって難易度が下がる場合も考えられるので検討する必要あり。

難易度を下げる場合⇩

・指定する文字数を少なくする。

漢字つくり

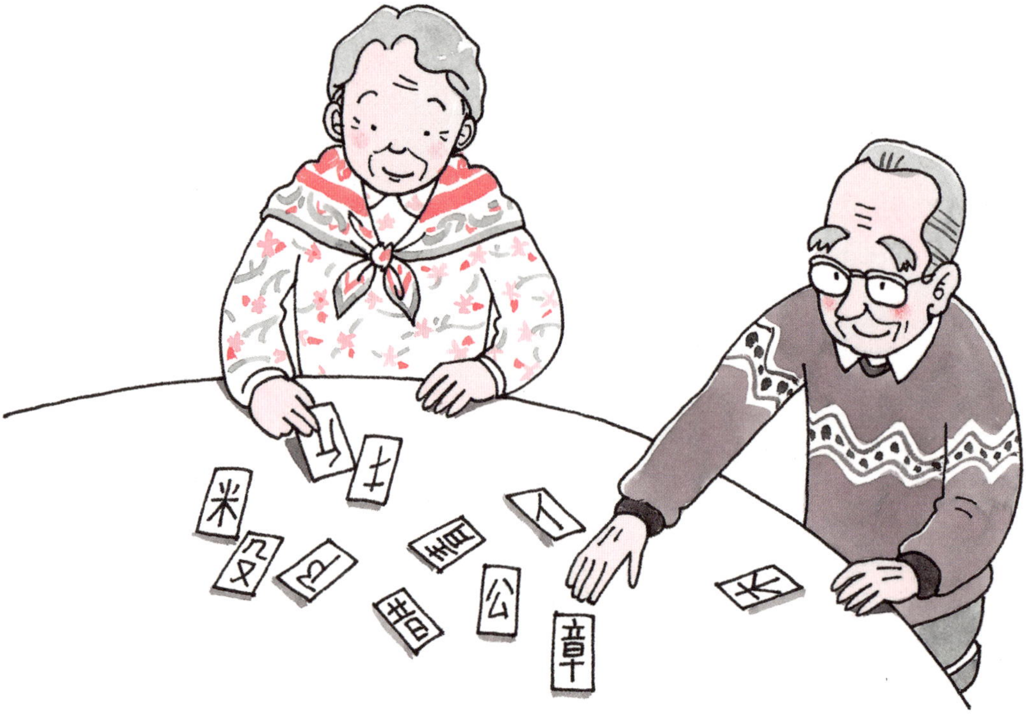

やや難

主目的： **漢字書字能力の向上**

人　数： **2～6名程度**

材料用具： **漢字のへんとつくりを書いた文字チップ200個位（同じへん・つくりが多数あったほうがよい）**

進行方法：

教示　みなさんの前に並べてある文字チップは、漢字のへんとつくりをバラしてあります。それを組み合わせて1文字漢字を作ってください。例えば、木に公であれば松ですよね。たくさん作った人が優勝です。

①漢字のへんとつくりをバラしたチップを、司会者がランダムに参加者の前に置く。

②司会者のスタートの合図で、参加者一斉に始めさせる。

③時間を適宜設定する。

⑤作った漢字の数の多い人の勝ちとすることによって、正の強化の設定を行う。

実施上の留意点：

視力障害の方には大きめのチップを用意する。視野障害の方には席を考慮する。

アレンジ法：

難易度を上げる場合⇧

・へんとつくりを多種類用意する。＃ただし個人個人によって難易度が下がる場合も考えられるので検討する必要あり。

・低頻度漢字を使用する。

難易度を下げる場合⇩

・へんとつくりの種類を減らす。

熟語つくり

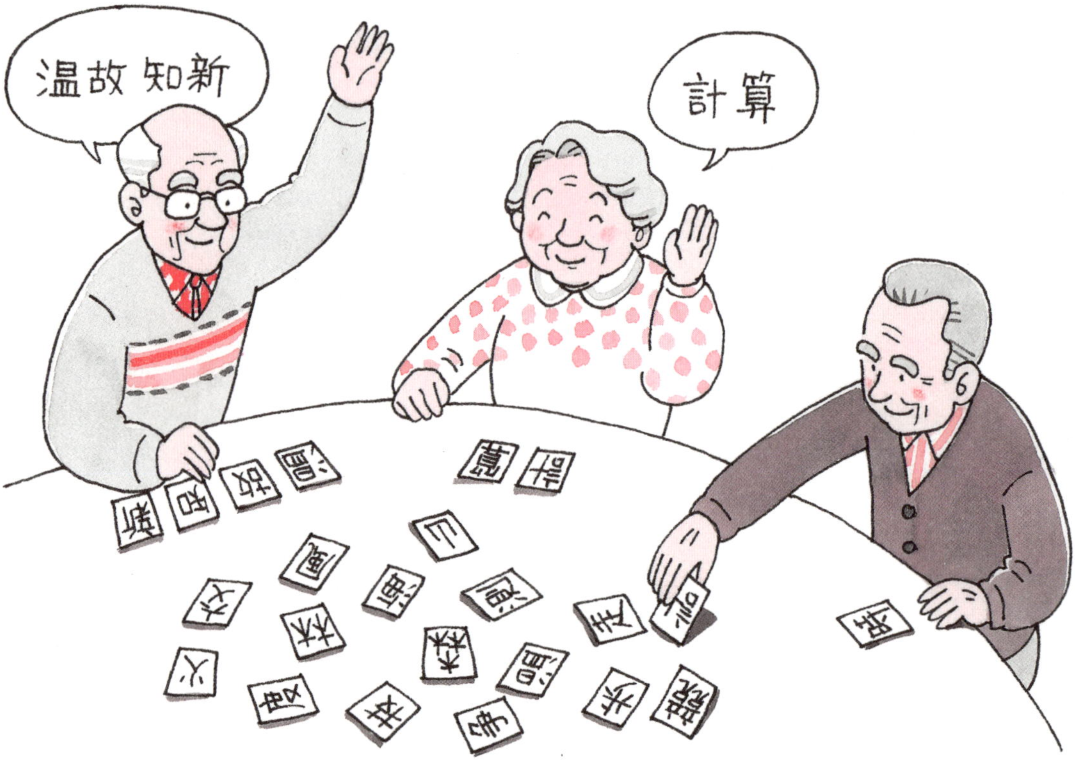

難

主目的：漢字書字能力

副目的：語想起能力の向上

人　数：2〜6名程度

材料用具：漢字1文字を書いた文字チップ200個位（多ければ多いほどよい、同じ漢字が多数あったほうがよい）

進行方法：

教示　みなさんの前に並べてある、文字チップには漢字1文字が書かれています。それを組み合わせて熟語を作ってください。例えば“地”と“球”であれば地球ですし、“地”と“平”と“線”で地平線ですよね。得点を2文字では1点、3文字では4点、4文字では6点とします。

①漢字1文字が書かれたチップを、司会者がランダムに参加者の前に置く。

②司会者のスタートの合図で、参加者一斉に始めさせる。

③時間を適宜設定する。

④作った熟語の合計点数が多い人の勝ちとする。

実施上の留意点：

視力障害の方には大きめのチップを用意する。視野障害の方には席を考慮する。

アレンジ法：

難易度を上げる場合⇧

・漢字を多種類用意する。#ただし個人個人によって難易度が下がる場合も考えられるので検討する必要あり。

・低頻度漢字を使用する。

難易度を下げる場合⇩

・高頻度漢字を使用する。

字指定

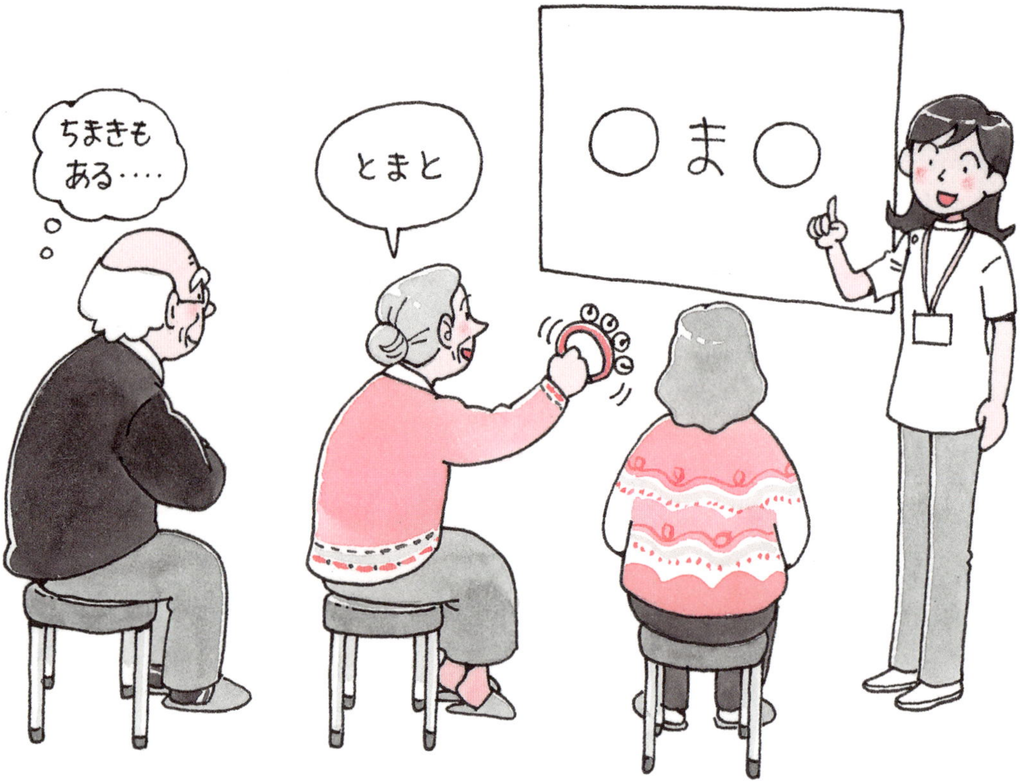

難

主目的： 語想起能力の向上

副目的： 音韻操作能力の向上

人　数： 3～6名程度

材料用具： ホワイトボード、マジック（ホワイトボード用）、鈴×参加人数、ポイント駒

進行方法：

教示　私がホワイトボードに、○を何個かと仮名文字1字を書きます。例えば○㋕○、という感じです。みなさんは、文字が入っていない○の中に文字を入れて、単語を作ってください。答えは“お か し”“わ か め”等いろいろありますよね。できるだけたくさん考えてください。わかった人は鈴を鳴らして、その後、答えてください。

①司会者はホワイトボードに○と文字を書き、参加者に一斉に考えさせる。

②思いついた語がある参加者には、各人に分配した鈴を鳴らしてもらい、答えてもらう（鈴がない場合は挙手してもらう）。

③正解者には正の強化としてポイントを与える。ポイントの多い参加者が優勝とする。

実施上の留意点：

視力障害の方には大きめに書く、または音声刺激を与える。

アレンジ法：

難易度を上げる場合⇧

・○の個数を増やす。例：○○㋗○○

難易度を下げる場合⇩

・○の個数を減らす。

・語頭に文字を書く。

・文字を選択させる。例：使用するのはどちらを使用してもよい

語想起びんご

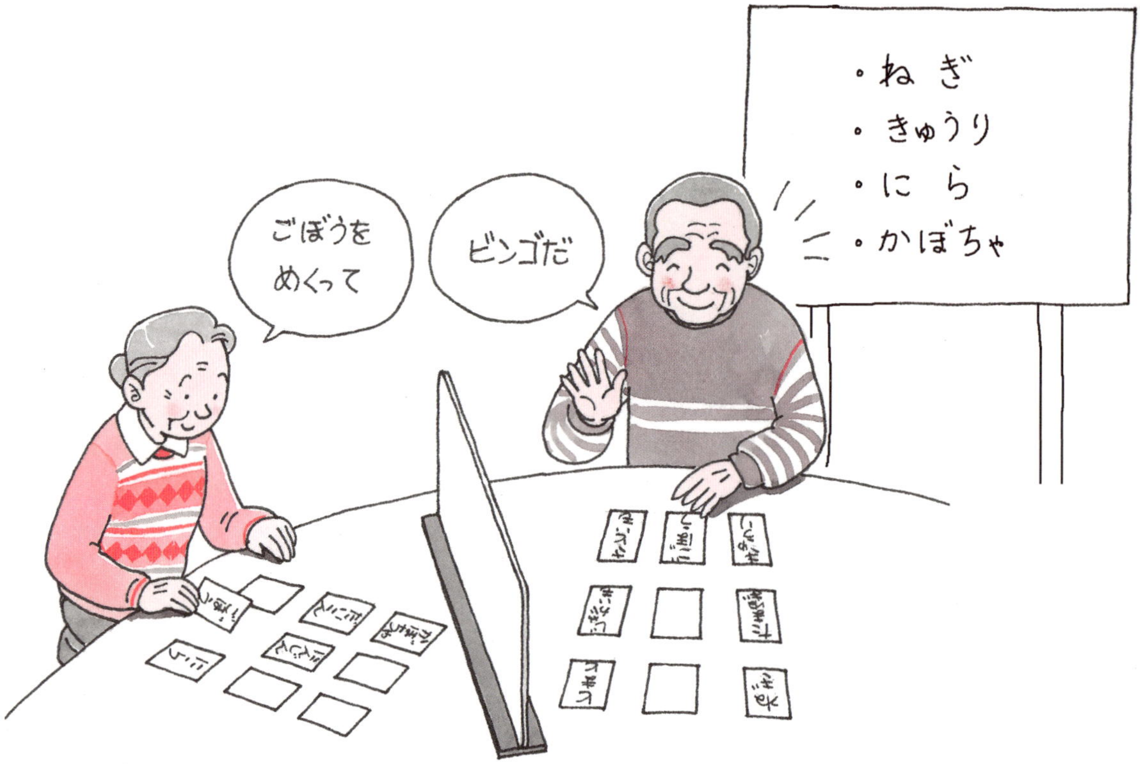
・ねぎ
・きゅうり
・にら
・かぼちゃ
ごぼうを めくって
ビンゴだ

主目的： 語想起能力の向上

副目的： 書字能力の向上

人　数： 3～10名程度

材料用具： 白紙カード9枚および鉛筆×参加人数、ついたて×参加人数、ホワイトボード、マジック（ホワイトボード用）

進行方法：

教示　これから私がみなさんに白紙を9枚ずつ配ります。それに思いついた野菜9個、すべて違った名前を書いてください。書かれたら相手に見られないように、縦横3枚ずつ自由に並べてください。ただし、ホワイトボードに書かれた4語の野菜の名前は、自由に使っていいことにします。

みなさんが書き終えましたら、参加者のみなさん一人一人順番に、自分の書いた野

易

菜を言ってもらいます。その野菜が手元にあった場合は、言った人以外の方も並べた自分のカードを裏返してください。早く縦か横に並んだ方の優勝とします。

①司会者は白紙を9枚配り、野菜の名前を参加者に書いてもらう。そのとき、ホワイトボードに書いてある4語の野菜は、自由に見て書いてよいことを伝える。

②書くときに、ほかの参加者に見せないように指示する。参加者が書いたら、他患に見られないよう、ついたてを立てる。

③参加者にジャンケン等で順番を決めてもらい、ゲームを始める。

④裏返したカードが早く縦か横に並んだ方の優勝とすることによって、正の強化を行う。

実施上の留意点：

視力障害のある方は、字を大きく書かせる。視野障害のある方は、カードの全体的な置き方を考慮する。語想起障害の程度により、ホワイトボードに提示した名称の使用数を制限する。例えば、重度の参加者は4語すべて使用してよい、軽度の参加者は1語までしか使用してはいけない、等。

アレンジ法：

難易度を変えない場合⇨

・カテゴリーを動物や果物に変える。

難易度を上げる場合⇧

・書字する語を、すべて自分で考え書いてもらうよう設定する。

・語想起しづらいカテゴリーにする。例：昆虫、等

・カテゴリーを使用する代わりに、語頭音を設定する。例：“あ”が最初につく語

難易度を下げる場合⇩

・カテゴリーを2種類組み合わせる。例：果物と野菜

リズム呼称・失語編

それでは はじめます
果物、リンゴ、○○さん
タン・タン・タン・タン・
タン・タン・タン・タン
ミカン

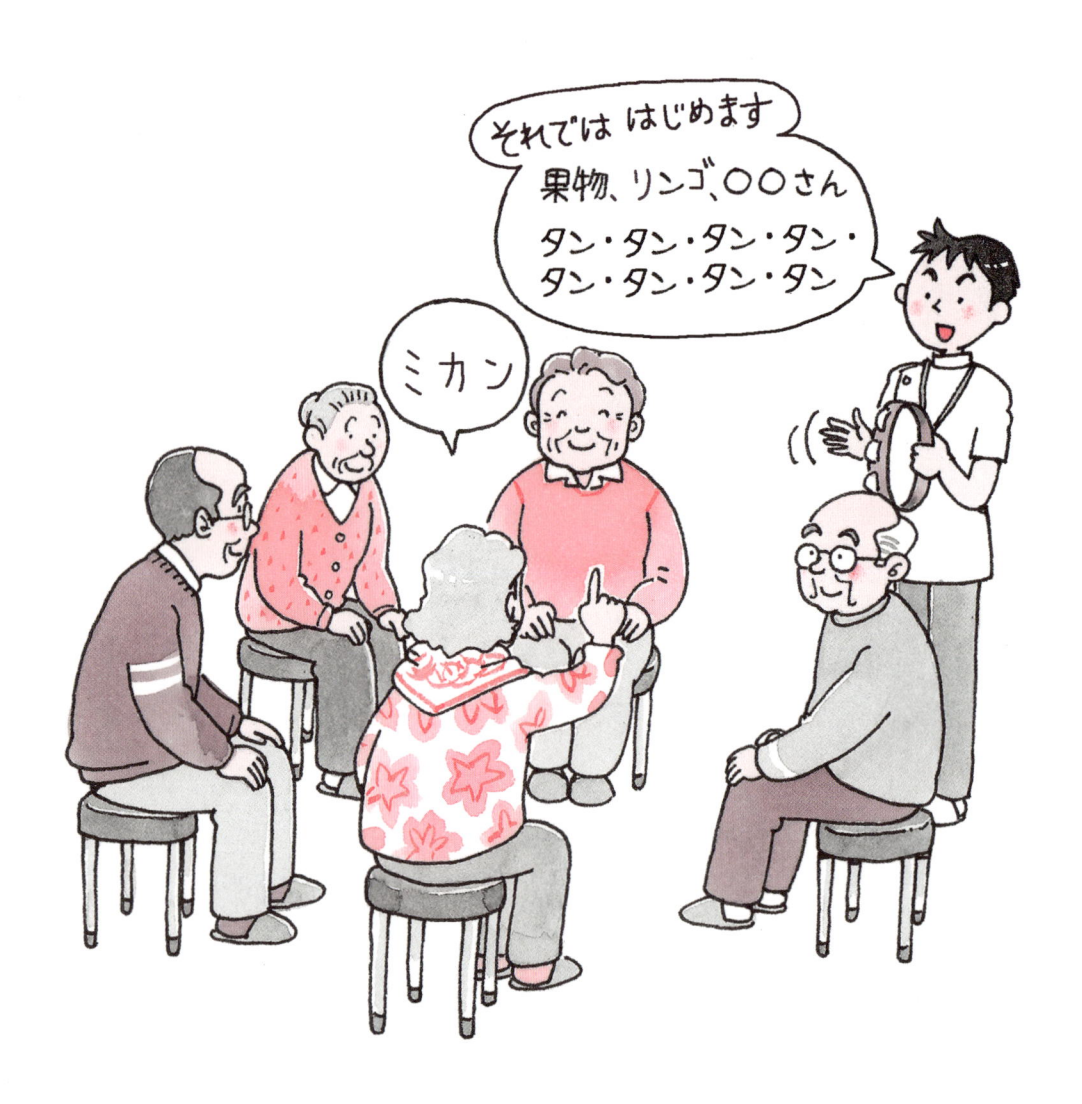

主目的： 語想起能力の向上

副目的： 注意力の向上

人　数： 3～6名程度

材料用具： タンバリン（なくてもよい）、ポイント駒

進行方法：

教示　これから私が指示する“種類”の“仲間”を言ってください。例えば“種類”で動物と言ったら、“仲間”はサルとかライオンがありますよね。それを順番に、

やや難

私がリズムをタン・タン・タン・タン・タン・タン・タン・タンと叩いた後に、みなさん一人一人に言ってもらいます。ただし言う順番はみなさんが決めます。決め方は、最初は私が“種類”と“仲間”、例えば「動物、トラ」と言いながら、みなさんの誰かを指さしますので、さされた方は仲間の語を言うのと同時に、指さしをして次の人を決めます。それを繰り返します。

①司会者がタンバリンを持ち、“種類”と“仲間”の言葉を言い、リズムを８拍叩く。そのとき言葉を言うのと同時に、参加者の誰かを指さしする。例：果物、リンゴ、タン・タン・タン・タン・タン・タン・タン・タン

②指さしをされた参加者は、８拍タンバリンが叩かれた後、仲間の言葉を言い、同時に次の方を指さす。例：ミカン、タン・タン・タン・タン・タン・タン・タン・タン

③同様に、仲間の言葉を言うのと同時に、指さしをして次の方を決める。

④負の強化として、リズムに乗れなかったり、答えが出てこない方にはマイナスポイントを与える。

実施上の留意点：

特に高齢者の方には指さしされることを嫌われる方がおられるので、事前に理解してもらう。

アレンジ法：

難易度を変えない場合⇨

・種類を「果物」「野菜」などに変える。

難易度を上げる場合⇧

・叩くリズムを短くしたり速くしたりする。

・語想起しにくい種類にする。例：昆虫

難易度を下げる場合⇩

・叩くリズムを長くしたり遅くしたりする。

・種類を２種類に増やす。例：果物と野菜

・絵カードや字カードを参加者の前に置き、答えるときのヒントに利用する。

・司会者が参加者の状況により語頭ヒントを与える。

リレー文

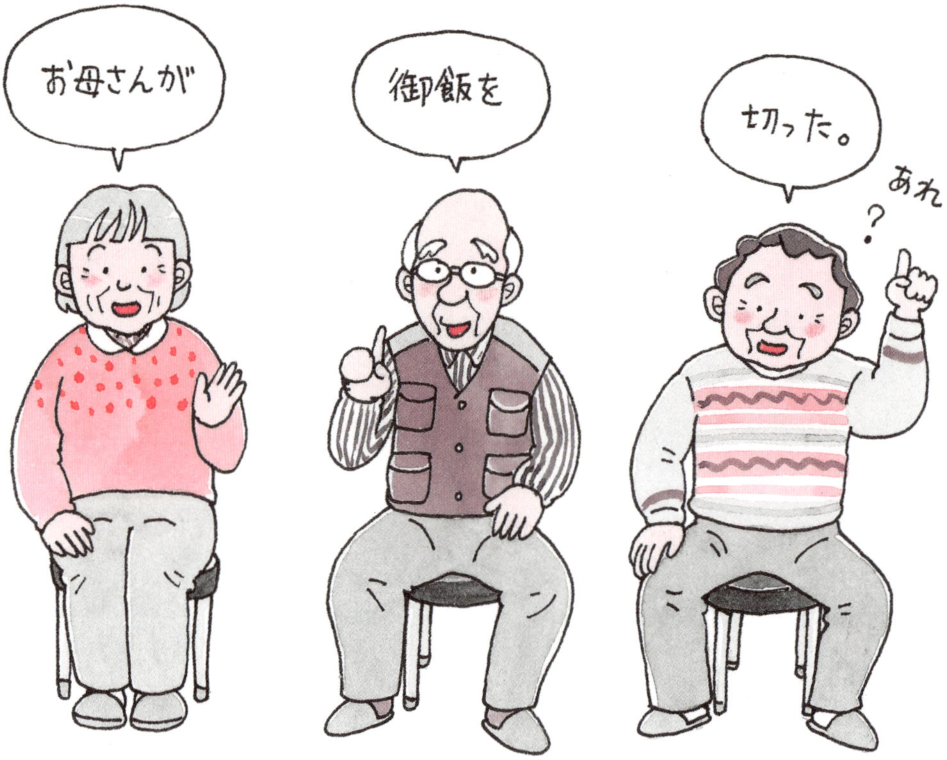

難

主目的：語想起および短文の作成能力の向上

人　数：6名（4人でも可能）

材料用具：ポイント駒、ホワイトボード、マジック（ホワイトボード用）

進行方法：

教示　これから、みなさん各チームで協力しあい、文を作ってもらいます。最初の人が主語、次の人が目的語、最後の人が述語です。正確な文章でなければ減点します。

①参加者を3人3人の2チームに分ける。

②まずは1チーム目が3語文の文章を、順番に主語、目的語、述語と言い作ってもらう。例：カエルが／池に／飛び込んだ

③そのとき、各人が語想起する制限時間を適宜設定する。

④交互に3語文の文章を作ってもらう。

⑤正の強化として、各チームに完全正答なら2点、助詞を間違えた場合1点（例：ネコが魚に食べた）を与える。主語、目的語、述語等の関係がおかしいときは0点とする（例：クリが木から笑った）。

⑥1文作ったら、2番目の人が最初になるなど順番を変える。

実施上の留意点：

難聴のある方は司会者の側に位置してもらう。

アレンジ法：

難易度を上げる場合⇧

・文章の後ろ（述語の部分）から作ってもらう。例：鳴く、木で、鳥が

・4語文にする。

難易度を下げる場合⇩

・2語文にする。例：やまが／燃える

・主語、述語を最初から決めて提示する。

主語は？

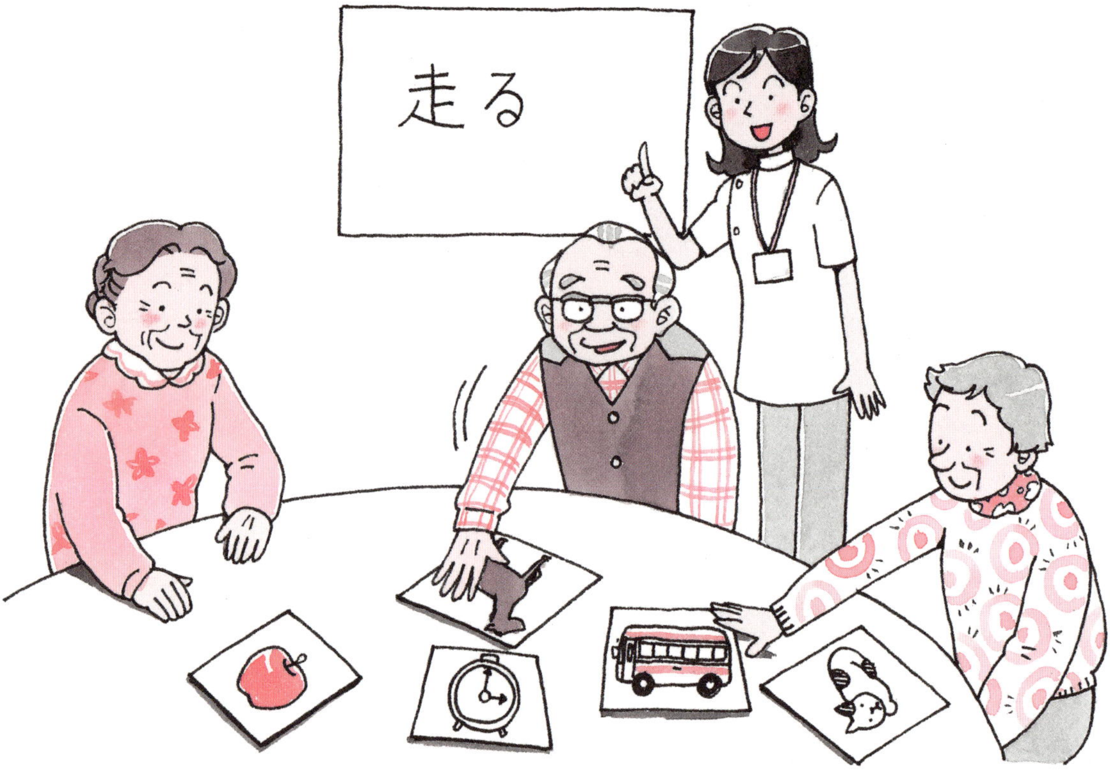

普通

主目的：動詞の理解力向上

副目的：短文作成能力の向上

人　数：2～6名程度

材料用具：絵カード50枚位、ホワイトボード、マジック（ホワイトボード用）

進行方法：

教示　これから私が述語を書きます。みなさんは、それにつながる主語を絵カードの中から選択して取ってください。答えは一つだけではありません。

①司会者は参加者の前に、ランダムに絵カードを並べる。

②司会者はホワイトボードに述語を書く。例：置く、走る、高い、等

③参加者に、それに合う絵カードをあるだけ探してもらう。

④たくさんカードを取った方が勝ちとすることによって、正の強化を設定する。

実施上の留意点：

視力障害のある方には、絵カードを大きく、ホワイトボードに書く文字を大きくする。

アレンジ法：

難易度を上げる場合⇧

・絵カードの代わりに文字カードを使用する。

・低頻度述語を書く。

・助詞も加えて書く。例：～に置く

難易度を下げる場合⇩

・高頻度述語を書く。

・高頻度絵カードにする。

・絵カードに文字を加える。

にこサイコロ想起

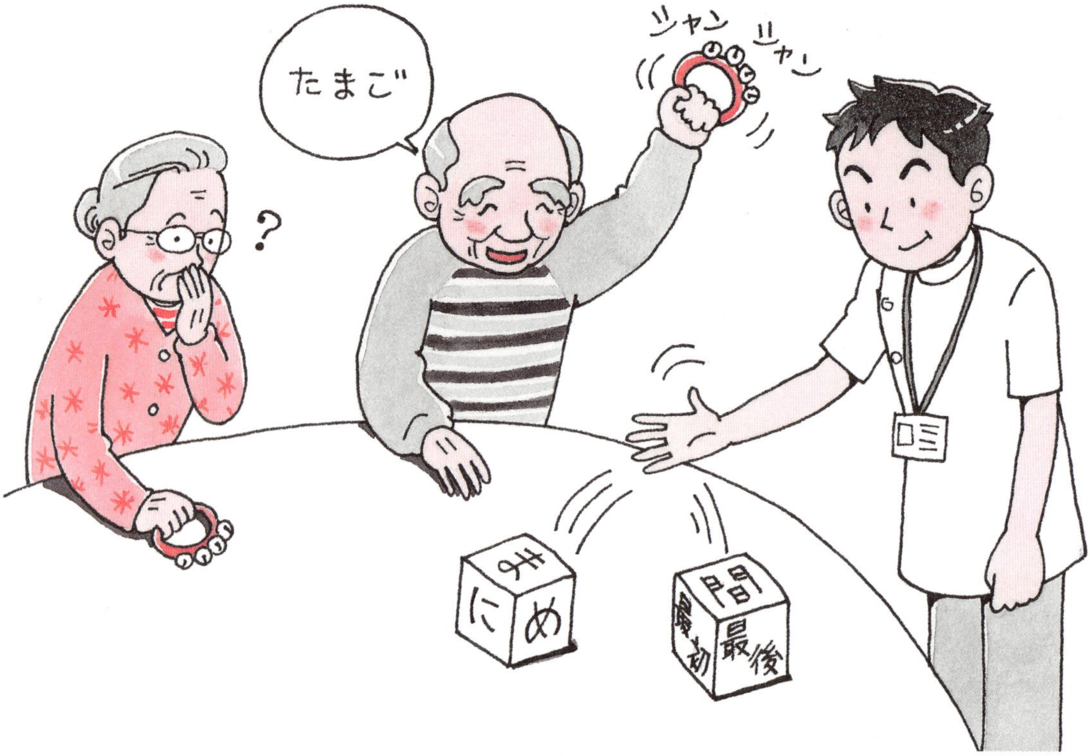

難

主目的： 語想起能力の向上

副目的： 音韻操作能力の向上

人　数： 2～6名程度

材料用具： サイコロ2個（“最初・間・最後”の文字がそれぞれ2組書いてあるサイコロ1個と、適当な仮名文字が6個書いてあるサイコロ1個）、鈴×参加人数（なくてもよい）、ポイント駒

進行方法：

教示　これから私がサイコロを2個、同時に振ります。その出た文字の条件で単語を作ってください。単語の文字数はいくつでも構いません。

①司会者がサイコロを2つ同時に振る。

②その出た条件の言葉を言ってもらう。例：出た文字が“間”と“か”であれば、“おかし”“たかなづけ”は正解となる

③答えを想起された方には、鈴を鳴らして答えてもらう。

④正の強化として、答えられた方にはプラスポイントを与える。

実施上の留意点：

視力障害の方には、文字を大きくしたり、司会者が文字を読んであげる。

アレンジ法：

難易度を変えない場合⇨

・仮名文字サイコロを多数用意しておく。

難易度を上げる場合⇧

・文字数を3文字に指定する。

難易度を下げる場合⇩

・“最初・間・最後”の指定条件3段階を2段階にする。

カテゴリーカルタ・読解編

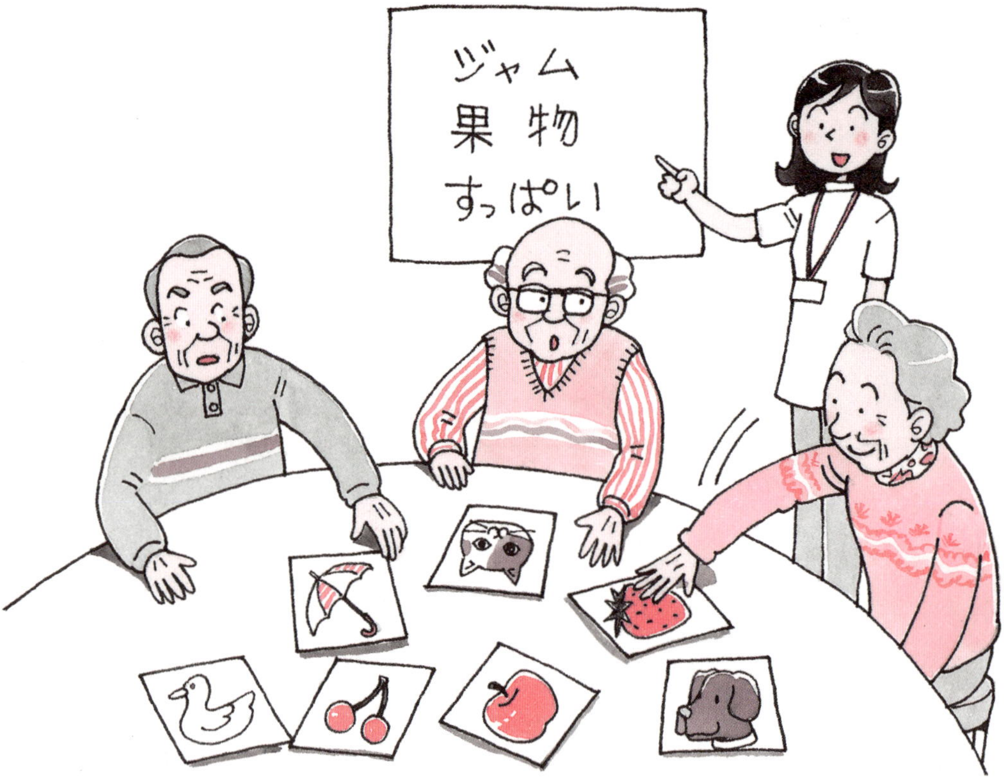

主目的： 単語の読解力の向上

副目的： 概念形成

人　数： 2～10名程度

材料用具： 絵カード50枚位、ポイント駒

進行方法：

教示　みなさんは私が「ハイ」と言うまで、眼を閉じておいてください。その間に、私はホワイトボードに言葉を３つ書きます。そして私がハイと言ったら、眼を開けて、その条件に当てはまる絵カードを取ってください。当てはまるのは１枚だけではありません。たくさん取った方が勝ちとします。

①司会者は、まず参加者に眼を閉じるよう指示する。その間、ホワイトボードに３つの条件を書く。例えば“ジャム　果物　すっぱい”とホワイトボードに書くと、

易

その答えと思われる“リンゴ、イチゴ、サクランボ”等の絵カードを選択してもらう。

②司会者はホワイトボードに条件を書いたと同時に、参加者に眼を開けて探してもらうよう指示する。

③取ってしまったら、それぞれ個人個人取った絵カードをみんなで確認する。

④正の強化として、正解の絵カードを取られた方にはプラスポイントを与え、絵カードを元の場所に戻す。

実施上の留意点：

視力障害のある方には絵カードの絵、ホワイトボードの字を大きく書く。視野障害のある方は位置を配慮する。正答数の配慮のため、いちばんたくさん絵カードを取った方は1回休みとする。

アレンジ法：

難易度を上げる場合⇧

・ホワイトボードに書く言葉を4語以上にする。#患者さんによっては難易度が下がる場合もあるので考慮する。

・ホワイトボードに書く文字を平仮名あるいは漢字だけにする。#患者さんによっては難易度が下がる場合もあるので考慮する。

・絵カードを文字カードにする。

難易度を下げる場合⇩

・ホワイトボードに書いた文字を提示するとき、同時に音読する。

・ホワイトボードに書く言葉を2語にする。

多同少しりとり

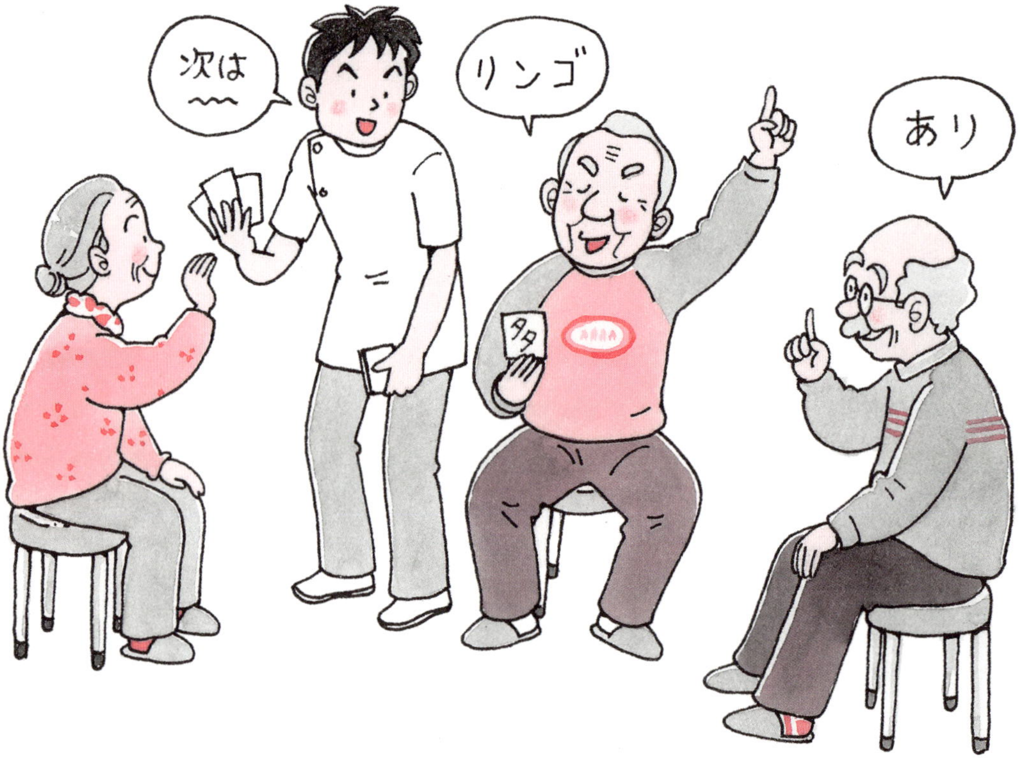

主目的： 語想起能力の向上

副目的： 音韻操作能力の向上

人　数： 3 ～ 6 名程度

材料用具： 文字カード 3 枚（“多い・少ない・同じ” とそれぞれ書いたもの）、ポイント駒

進行方法：

教示　これからしりとりをします。まず私が言いますが、私が言った後にみなさんはすぐ答えるのではなく、答えを言う前に 3 枚あるカードの中から 1 枚引いてもらいます。そのカードで “多い” カードを引いたら、私が言った言葉より多い文字数の言葉を言い、“少ない” カードを引いたら少ない文字数の言葉を言い、“同じ” カードを引いたら同じ文字数の言葉を言ってください。それを順番に続けます。

①司会者がまず最初に語を提示する。例：ネコ

やや難

②最初の方は、司会者が持っている3枚のカードの中から1枚を引く。
③“多い”というカードを引いたら、“ネコ”より多い文字の“こ”がつく言葉を言う。例：こども
④次から順次同様に実施する。
⑤しりとりの途中2文字となり、次の方が“少ない”を引いたら、その時点で、そのカードを引いた方には負の強化としてマイナスポイントを与える。
⑥同様に、答えられなかった人にもマイナスポイントを与える。
⑦再スタートは、マイナスポイントを取った方から自由に言葉を言ってもらいスタートする。

実施上の留意点：

難聴のある方には声の大きさを配慮する。再スタートするときは、初めの方に3文字くらいの言葉からスタートしてもらうよう指示する。もし、それが難しいようであれば司会者から再スタートする。

アレンジ法：

難易度を上げる場合⇧

・選択カードの中に具体的な数字を入れる。例：1文字多い、2文字多い、1文字少ない、等

難易度を下げる場合⇩

・選択カードの中に、文字数関係なしで答えてよいとする“自由”というカードを1～2枚入れる。

語増加しりとり

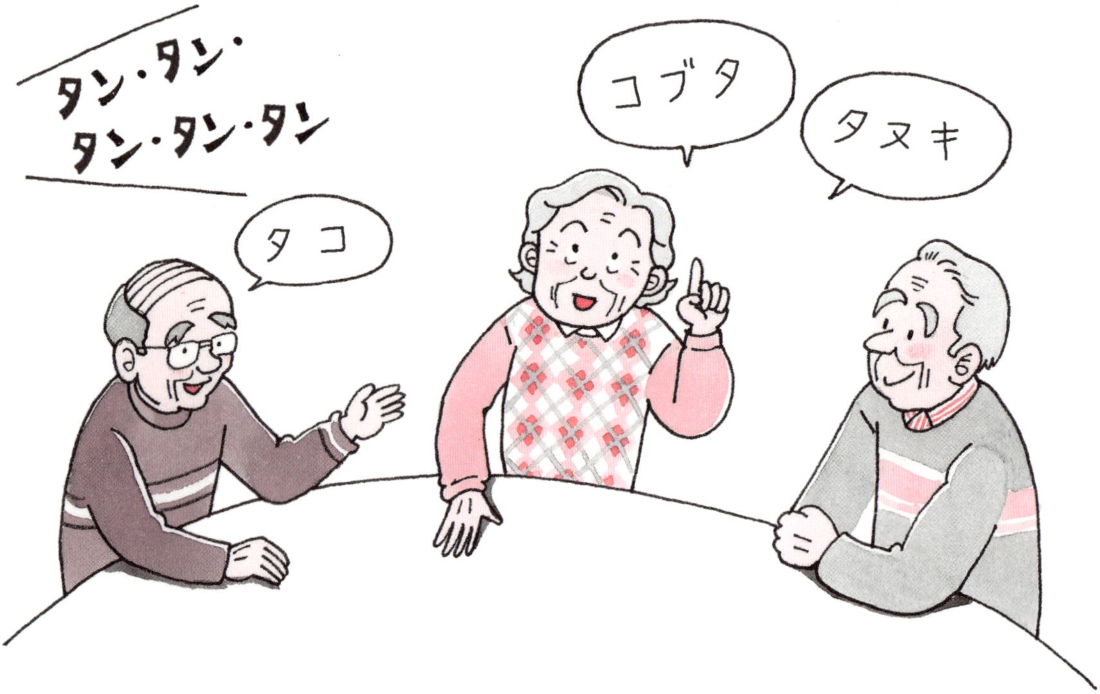

やや難

主目的： 語想起能力の向上
人　数： 3～6名程度
材料用具： タンバリン、ポイント駒
進行方法：

教示　これからしりとりをします。私がタン･タン･タン･タン･タンと5回叩いた後に、リズムに乗って、みなさん一人一人に順番に言ってもらいます。ただし言う人は、前の人が1語言ったら、次の人は2語、次の人は3語と増やして言ってください。

①司会者がタンバリンを持ち、最初に1個の単語を言う。そしてリズムを5拍叩く。
②次の参加者は5拍タンバリンが叩かれた後、2個の単語を言う。例：タン･タン･タン･タン･タン、コブタ、タン･タン･タン･タン･タン、タヌキ
③次の人は一人で3語言う。以下、語数を1語ずつ増やしていく。
④間違えたり、言えなかったりした方から再スタートする。
⑤負の強化として、リズムに乗れなかったり、答えが出てこない方にはマイナスポイントを与える。

実施上の留意点：

難聴のある方には、配慮して大きな声で刺激を与える。

アレンジ法：

難易度を上げる場合⇧
・リズムを短くする。
・リズムを速くする。

難易度を下げる場合⇩
・リズムを長くする。

カテゴリーカルタ・色分け編

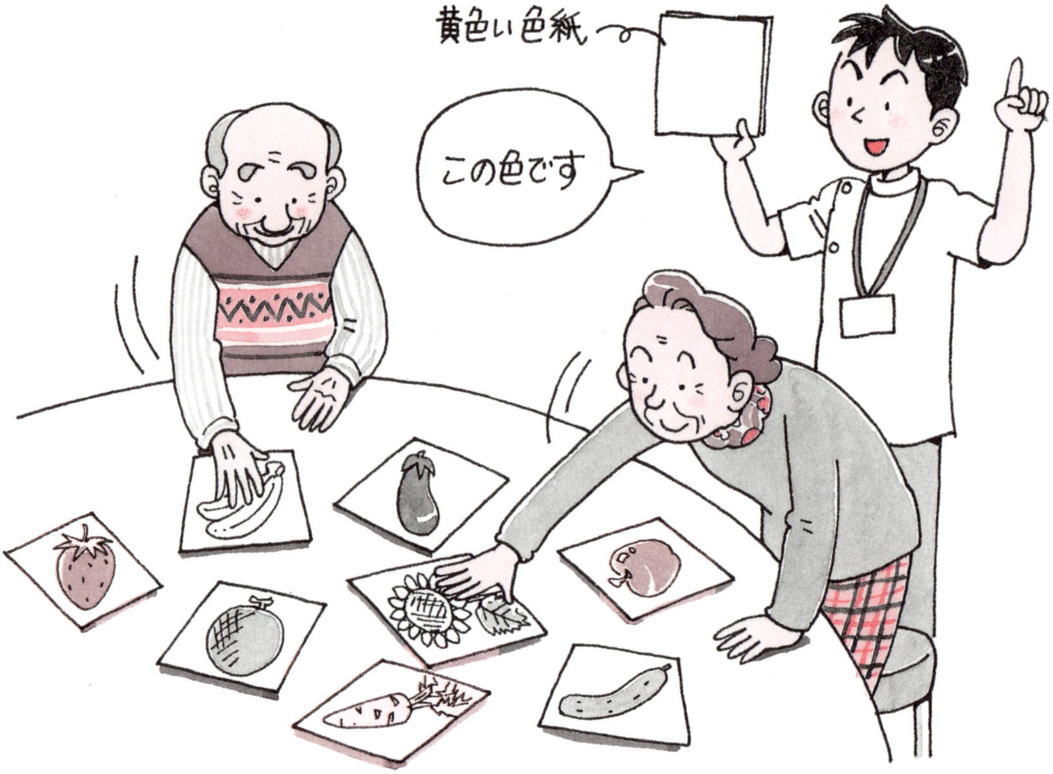

易

主目的：概念形成

副目的：注意力の向上

人　数：２～10名程度

材料用具：白黒絵カード50枚位、色紙、ポイント駒

進行方法：

教示　私がみなさんに色を見せます。みなさんは、その色に当てはまる条件の絵カードを取ってください。当てはまるのは１枚だけではありません。たくさん取った方が勝ちとなります。

①司会者は、まず参加者に眼を閉じるよう指示する。その間に色紙を用意する。

例：赤＝答えの絵カードは、リンゴ、イチゴ、ポスト、等

②司会者は色紙の提示と同時に、参加者に眼を開けて探してもらうよう指示する。

③取り終わったら、それぞれ個人個人取った絵カードをみんなで確認する。

④正の強化として、正解の絵カードを取られた方にはプラスポイントを与え、絵カードを元の場所に戻す。

実施上の留意点：

視力障害のある方には、絵カードの絵を大きく書く。視野障害のある方は位置を配慮する。正答数の配慮のため、いちばんたくさん絵カードを取った方は１回休みとする。

アレンジ法：

難易度を上げる場合⇧

・指示色紙を文字カードにする。

・選択絵カードをカテゴリー分けしにくい低頻度語にする。

難易度を下げる場合⇩

・提示した色カードを同時に呼称して、刺激を同時に与える。

・指示色紙を２枚提示し、２種類のカテゴリーを探してもらう。

買い物

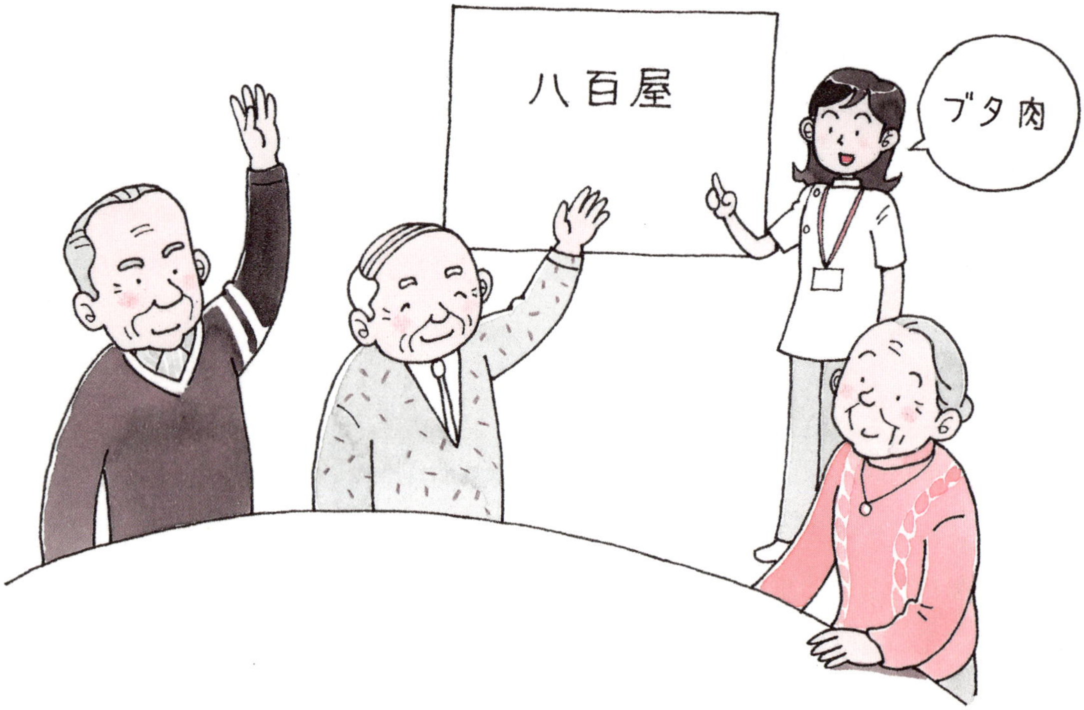

普通

主目的：聴覚的理解力の向上

副目的：読解力の向上、概念形成

人　数：2～10名程度

材料用具：ホワイトボード、マジック（ホワイトボード用）、ポイント駒

進行方法：

教示　私が最初に“八百屋”“電気屋”などとお店を指定し、ホワイトボードに書きます。その後、商品名を言いますので、みなさんはよく聞いて、その店で買うことができる商品であれば手を挙げてください。

①司会者は、まず店を指定し、ホワイトボードに書く。例：八百屋、等

②そして、司会者は、その店に売られている品物や売られていない品物を、ランダムに1つずつ言う。

③その後に、参加者に、もしその店で売られている物であれば手を挙げてもらう。

④負の強化として、誤って手を挙げられたらマイナスポイントを与える。

実施上の留意点：

難聴のある方は、司会者の近くに位置してもらう。

アレンジ法：

難易度を上げる場合⇧

・指定する店をホワイトボードに書かず、聴覚刺激だけにする。

・聴覚刺激で与える語を低頻度語にする。

難易度を下げる場合⇩

・指定する店をホワイトボードに書き、同時に音読する。

・聴覚刺激で与える語を高頻度語にする。

にいさんしりとり

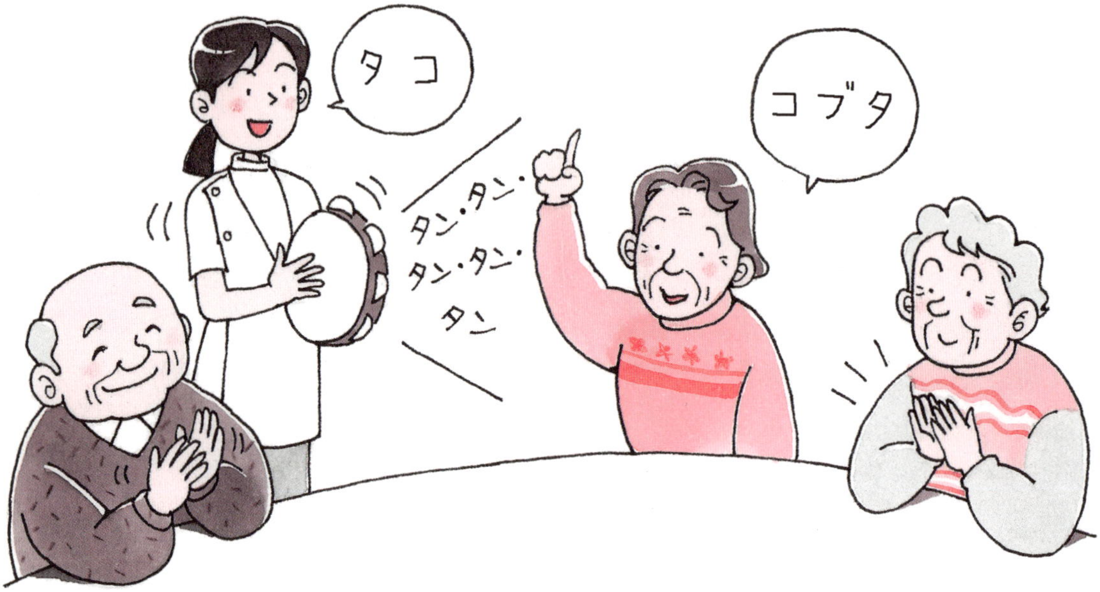

ややや難

主目的： 語想起能力の向上

副目的： 音韻操作能力の向上

人　数： 3～6名程度

材料用具： タンバリン、ポイント駒

進行方法：

教示　これからしりとりをします。私がリズムをタン･タン･タン･タン･タンと5回叩いた後に、みなさん一人一人に順番に言ってもらいます。ただし言う人は、前の人が2文字の答えを言ったら、次の人は3文字、その次の人は2文字と交互に言ってください。

①司会者がタンバリンを持ち、2文字の単語を最初に言う。そしてリズムを5拍叩く。

②次の参加者は、司会者が5拍タンバリンを叩いた後、3文字の単語を言う。例：タコ、タン･タン･タン･タン･タン、コブタ

③その次の人は2文字の単語を言う。以上、2文字と3文字の単語を繰り返す。

④間違えたり、言えなかったりした方から再スタートする。

⑤負の強化として、リズムに乗れなかったり、答えが出てこない方にはマイナスポイントを与える。

実施上の留意点：

難聴のある方には、配慮して大きな声で刺激を与える。

アレンジ法：

難易度を上げる場合⇧

・リズムを短くする。

・リズムを速くする。

難易度を下げる場合⇩

・リズムを長くする。

計算指定

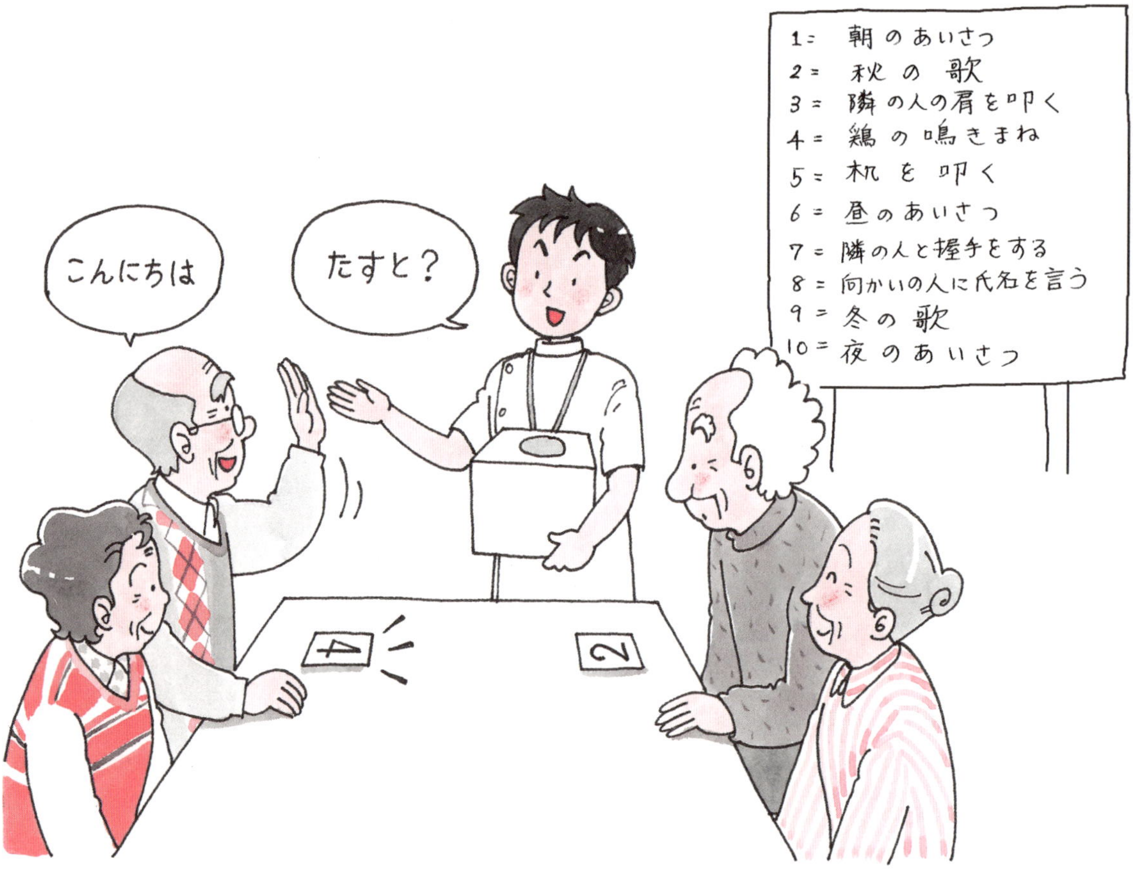
こんにちは
たすと？
1＝ 朝のあいさつ
2＝ 秋の歌
3＝ 隣の人の肩を叩く
4＝ 鶏の鳴きまね
5＝ 机を叩く
6＝ 昼のあいさつ
7＝ 隣の人と握手をする
8＝ 向かいの人に氏名を言う
9＝ 冬の歌
10＝ 夜のあいさつ
4
2

主目的：計算能力の向上

副目的：注意力の向上

人　数：4名以上（偶数人数）

材料用具：箱、数字カード1～5まで5枚、ホワイトボード、マジック（ホワイトボード用）、ポイント駒

進行方法：

教示　この箱の中から、2人ずつ順番に数字カードを引いてもらいます。その後、私が「足すといくら」といった様々な質問をしますので、みなさんはまず、引いた数の多い人が答えを見つけ、その答えの数字が書かれてある課題を行ってください。

普通

もし間違われたら、引いた数の少ない人に解答権が移ります。

①司会者は、まずホワイトボードに指示課題を10個書く。例：1＝朝のあいさつ、2＝秋の歌、3＝隣の人の肩を叩く、4＝鶏の鳴きまね、5＝机を叩く、6＝昼のあいさつ、7＝隣の人と握手をする、8＝向かいの人に氏名を言う、9＝冬の歌、10＝夜のあいさつ

②箱の中に1～5の数字カードを入れ、向かいの人とカードを1枚ずつ引いてもらう。

③司会者は「引くと」「足すと」「掛けると」と質問をする。

④数字を引いたとき、数の多い人にまず、指示の数に合った課題をしてもらう。

⑤もし間違われたら、解答権が少ないカードを取った参加者に移る。

⑥正の強化として、課題に成功されたらプラスポイントを与える。（グループ対抗とする）

実施上の留意点：

視力障害のある方には、ボードの字を大きく書く。視野障害のある方には位置を配慮する。難聴がある方には大きな声で刺激を与える、または司会者の側に位置してもらう。

アレンジ法：

難易度を上げる場合⇧

・除算を入れる。

難易度を下げる場合⇩

・指示した計算式をホワイトボードに書く、同時に音読する。

買い物・Part 2

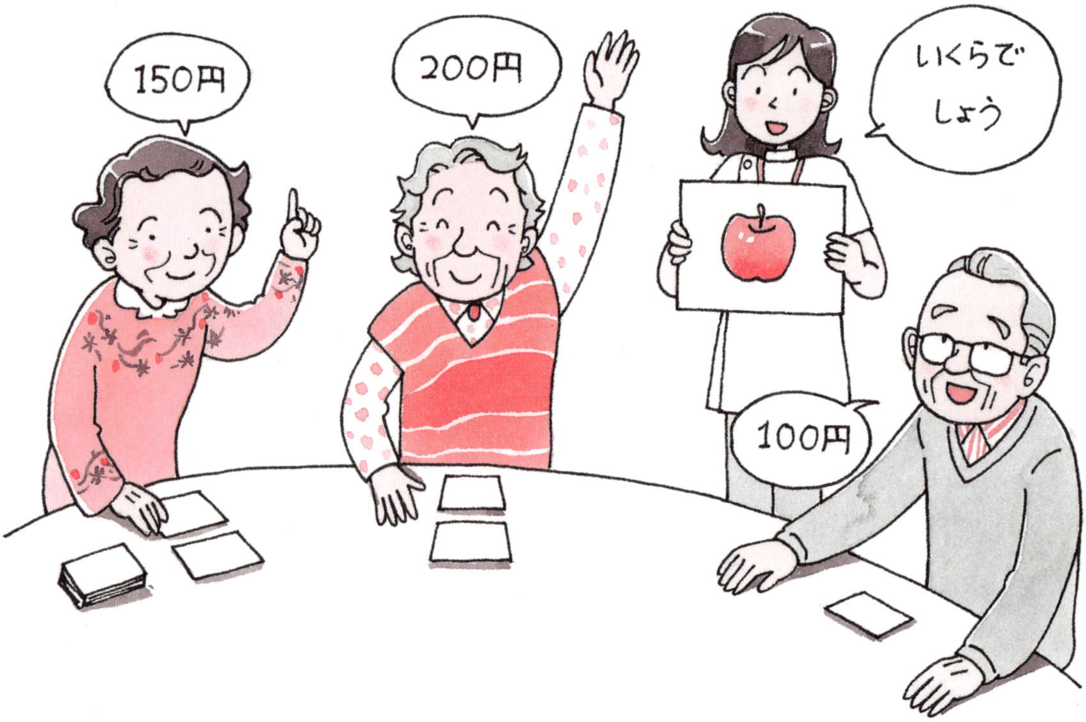

普通

主目的：呼称能力の向上、物品価値基準概念の形成

人　数：2～10名程度

材料用具：日常生活用品高頻度語絵カード10枚位、お金カード（100円カード5枚×人数分、50円カード3枚×人数分、10円カード5枚×人数分）、ポイント駒

進行方法：

教示　みなさんにこれから絵カードを見せます。みなさんには、まず、その名前を言ってもらいます。その後、それが大体いくらぐらいか想定して、その値段分だけ、みなさんのお金を出してください。

①司会者は、まず参加者にお金カードを配る。1人＝100円カード×5枚、50円カード×3枚、10円カード×5枚

②司会者は絵カードを提示する。その絵カードの裏には、あらかじめ値段を書いておく。

③まず、絵カードを呼称させる。正の強化として、最初に答えられた方にはプラスポイントを1個与える。

④次に、その絵カードに書かれてある物品が大体いくらぐらいか想定して、その想定した値段分だけお金カードを前に出してもらう。

⑤いちばん値段が近かった参加者に、正の強化としてプラスポイント2点を与える。

実施上の留意点：

視力障害のある方には、絵カードの絵、お金カードの字を大きく書く。視野障害のある方は位置を配慮する。正答数の配慮のため、一度答えられた方は1回休みとして、連続で答えられないようにする。

アレンジ法：

難易度を上げる場合⇧

・高価な品物にし、お金カードの使用枚数を増やす。

・絵カードを2枚提示し、2つの絵カードを合わせた額のお金カードを出してもらう。

難易度を下げる場合⇩

・お金カードの額を小さくする。

どっちだ？・失語編

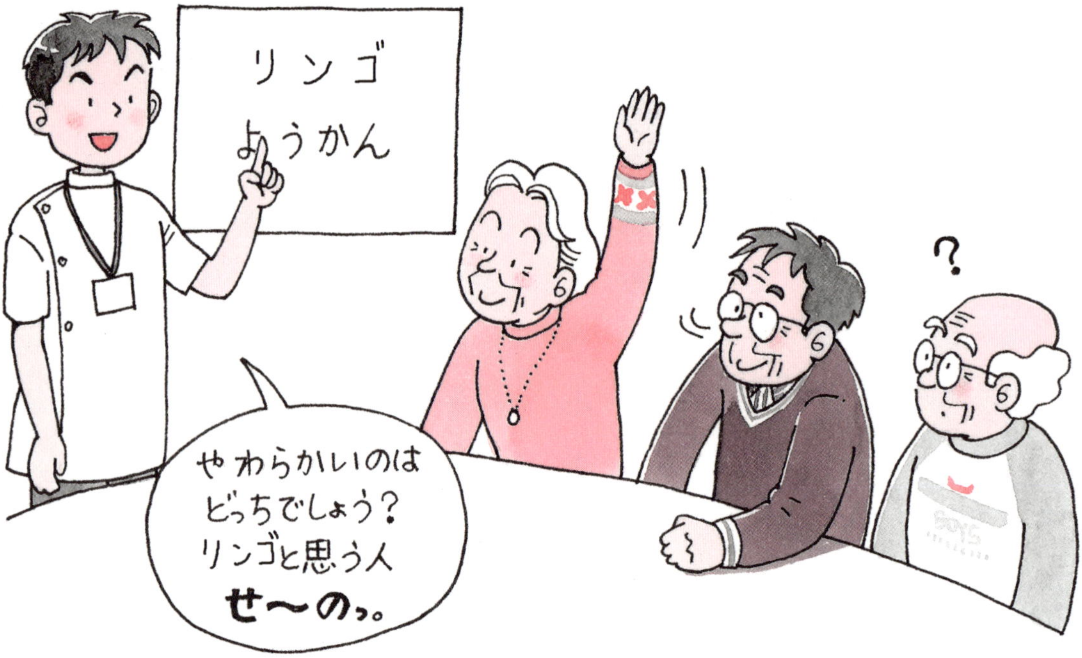
リンゴ
ようかん
やわらかいのは
どっちでしょう？
リンゴと思う人
せ〜のっ。

普通

主目的：短文の聴覚的理解力の向上

副目的：単語の読解力の向上

人　数：２名以上

材料用具：ホワイトボード、マジック（ホワイトボード用）、ポイント駒

進行方法：

教示　まず、私がホワイトボードに２つの単語を書きます。その後、みなさんに質問しますので、「せーの」というかけ声に合わせて、正しいと思うほうに手を挙げてください。

①司会者はホワイトボードに２つの単語を書く。例：リンゴ・ようかん

②司会者は書いたと同時に、参加者に「やわらかいのはどっち？」と聞く。

③まずは、“リンゴ”だと思う参加者を、「せーの」で同時に挙手させる。次に、“ようかん”を同様に実施する。

④負の強化として、間違えた参加者にはマイナスポイントを与える。

⑤あらかじめグループに分けておき、グループ対抗戦にして、間違いが多いグループを負けとする。

実施上の留意点：

反対語と課題をあらかじめ用意しておく。難聴のある方は司会者の側に位置してもらう。

アレンジ法：

難易度を変えない場合⇨

・提示する語を１語にし、反対語を２つ提示して聞く。例：リンゴはどっち？　すっぱい・からい

難易度を上げる場合⇧

・提示する語を聴覚的刺激だけにする。

・提示する語を低頻度語にする。

難易度を下げる場合⇩

・提示する語を高頻度語にする。

ぼうしがこわい

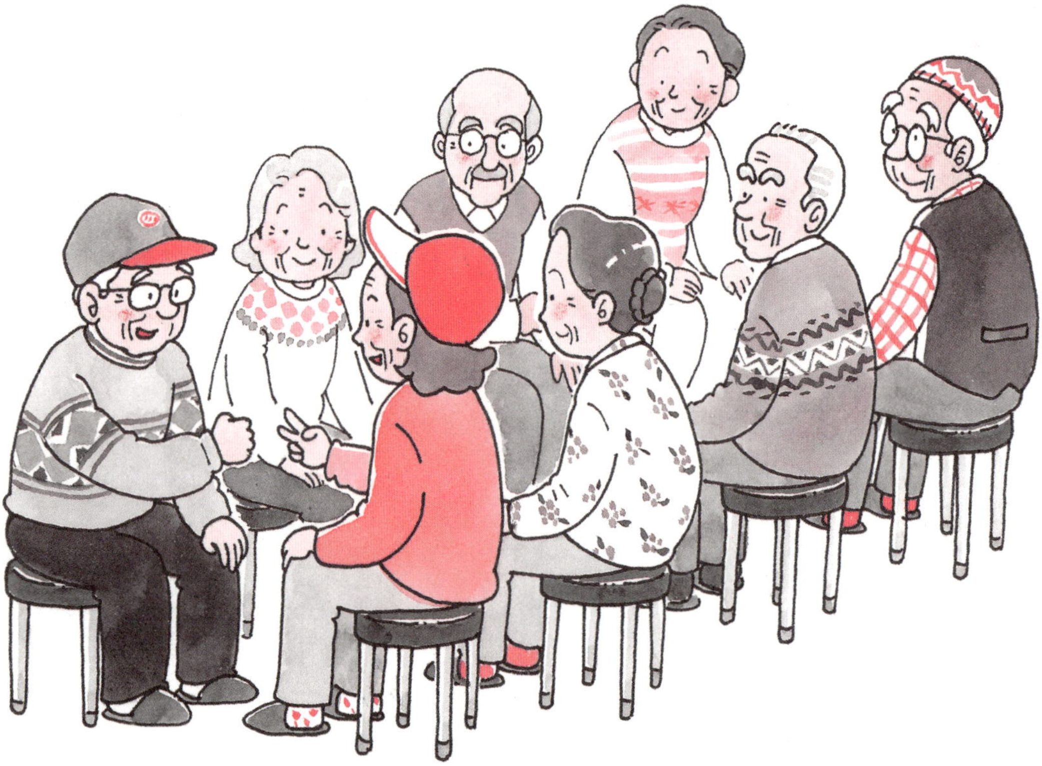

易

主目的：やりとり行動形成

人　数：10名位（偶数人数）

材料用具：帽子2個

進行方法：

教示　まず最初の人が2人、帽子をかぶってもらいます。そして、対戦相手とジャンケンしてもらいますが、私の指示で勝ち負けが決まります。勝負に勝った人は、帽子を隣の人に回してください。速く帽子が回ったチームが優勝です。

①司会者は2グループに参加者を分ける。

②そして、最初の2人に帽子をかぶせる。

③司会者が「勝ったら勝ちよ！　ジャンケンポン」あるいは「負けたら勝ちよ！　ジャンケンポン」と声をかけて、対戦相手同士でジャンケンをしてもらう。

④その指示にあったほうを勝ちとし、勝った方は帽子を次の人へ回す。

⑤最後まで速く行き着いたグループを勝ちとすることによって、正の強化を設定する。

実施上の留意点：

視力障害のある方は、結果を聴覚刺激でフィードバックする。

アレンジ法：

難易度を変えない場合⇨

・ほかの物を回してもよい。何種類か回し、それがなくなったら勝ちとしてもよい。

・制限時間を設けて、時間内にどこまで行ったかで勝敗を決める。

どっちだ？・失語編・Part 2

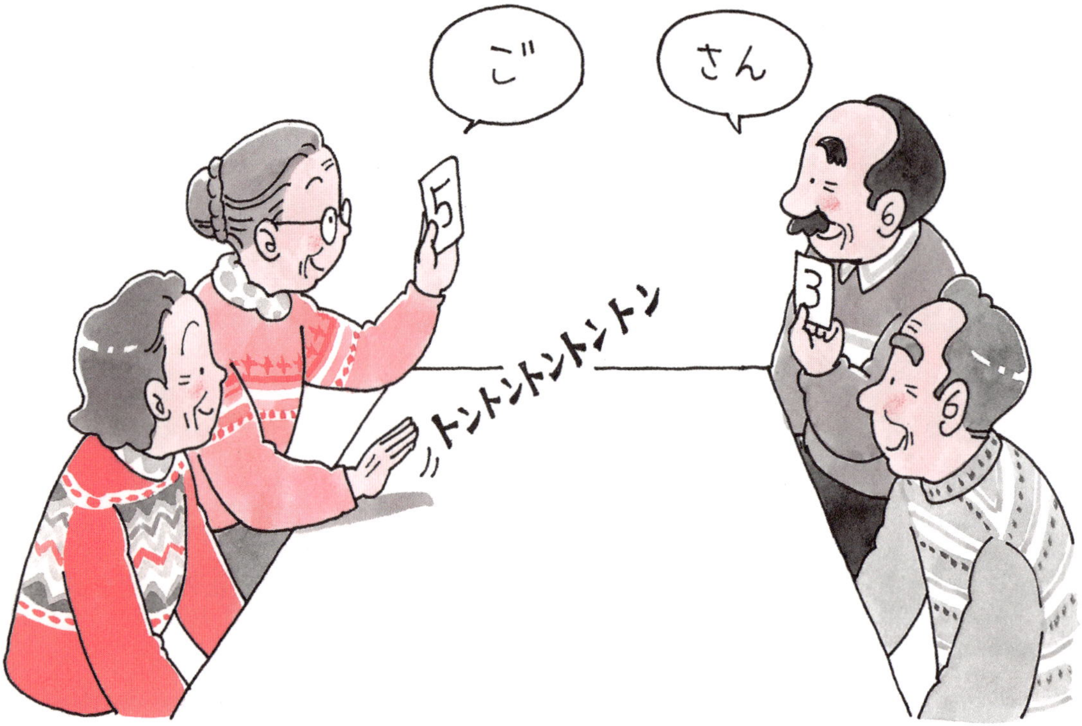

易

主目的： **数概念の形成**

人　数： **4名以上（偶数人数）**

材料用具： **数字カード10枚、はずれカード、ポイント駒**

進行方法：

教示　みなさんにグループ毎に、数字カードを順番に、対戦形式で向かい側の人と引いてもらいます。その後、引いたカードを目の前に置き、大きい数を引いた方は自分の判断で、その数の分、机を叩いてください。その叩いた数が正解ではじめて勝ちとしますが、なかにははずれカードが混じっていますので、それを引いたら、その時点でグループの取ったポイントはすべて没収となります。

①参加者を2グループに分ける。

②司会者は数字カードをトランプの要領で持ち、参加者に、向かい合っている対戦者同士で交互に引いてもらう。

③大きい数を参加者に判断してもらい、机を叩いた数が正答であればポイントを与える。

④途中、はずれカードを引いた場合は、今まで溜まっていたポイントはすべて没収となる。

⑤最終的にポイントの多いグループの勝ちとする。

実施上の留意点：

視力障害のある方には文字を大きくする。

アレンジ法：

難易度を変えない場合⇨

・ラッキー数字カードを作るのもよい。例：6を引いたら2ポイント、等

ことわざでなく

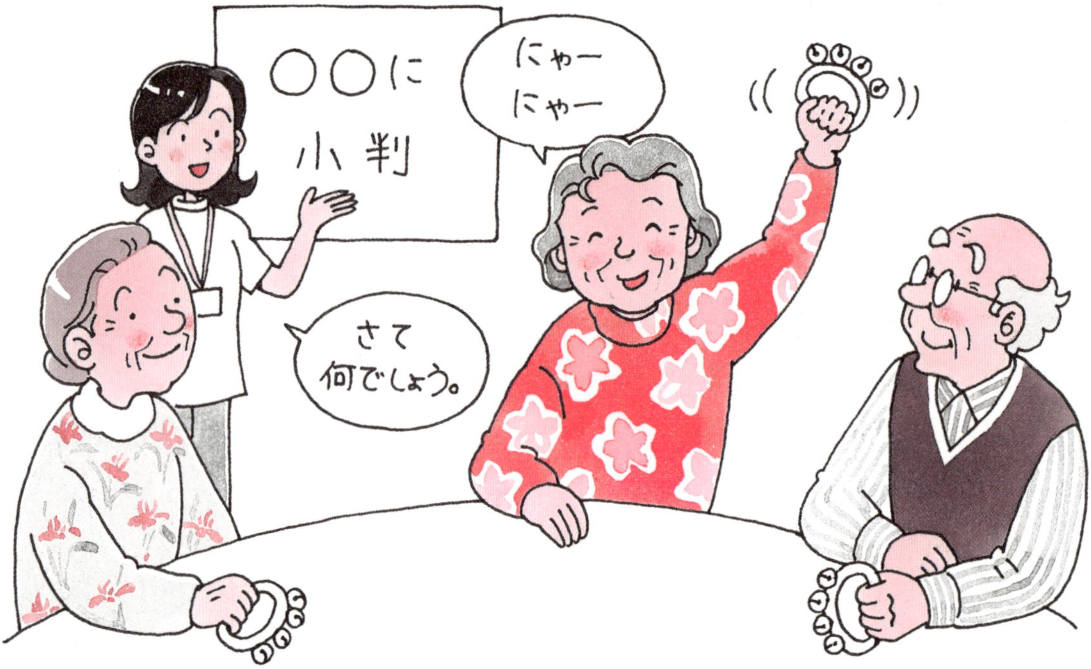

普通

主目的： 短文の読解力の向上

副目的： 語想起能力の向上

人　数： 2名以上

材料用具： ホワイトボード、マジック（ホワイトボード用）、鈴×参加人数、ポイント駒

進行方法：

教示　今から、私がホワイトボードにことわざを書きます。しかし、動物の部分が書かれていません。みなさんはそこを考えて、わかったら鈴を鳴らして、鳴き声で答えてください。

①司会者はまずホワイトボードに、動物に関わることわざを限定して書く。動物の部分は空白にしておく。例：○○も歩けば棒に当たる、○○の耳に念仏、等

②司会者が書いているときは、参加者に眼を閉じてもらう。

③「眼を開けてください」の司会者の指示で考えてもらう。

④わかった方は鈴を鳴らし、鳴き声で答えてもらう。

⑤正の強化として、課題に成功したらプラスポイントを与える。

実施上の留意点：

視力障害のある方には、ホワイトボードの字を大きく書く。視野障害のある方の位置を配慮する。

アレンジ法：

難易度を上げる場合⇧

・提示することわざを聴覚刺激だけにする。

難易度を下げる場合⇩

・書いたことわざを同時に音読する。

・絵カードや文字カードを選択した後、鳴き声を出してもらう。

カテゴリー想起

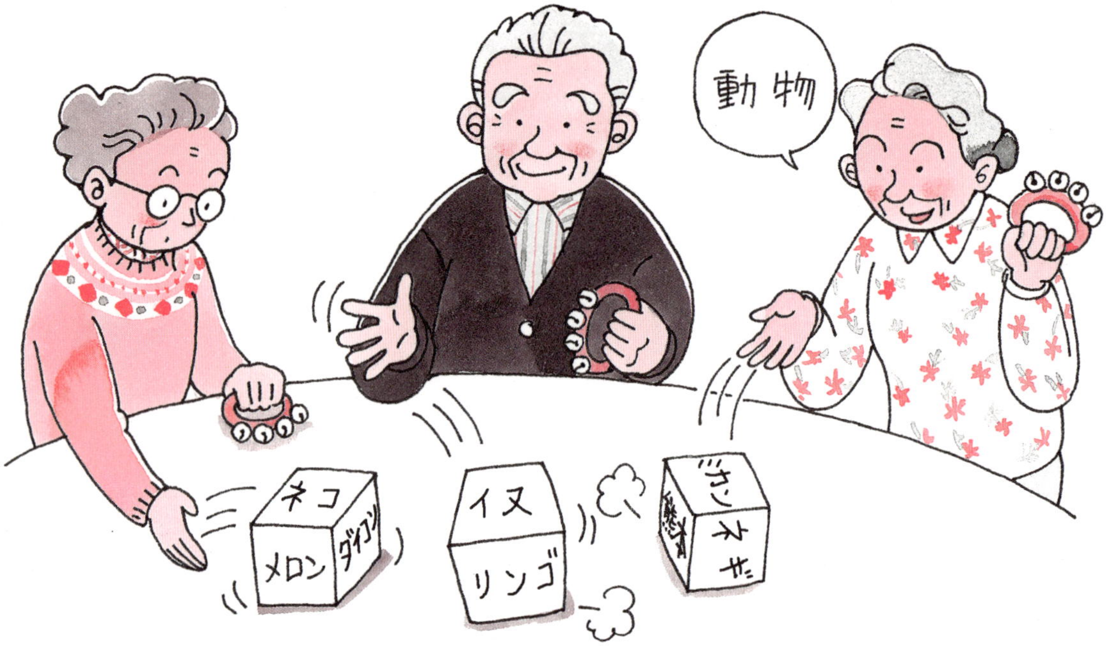

やや難

主目的：単語読解能力の向上

副目的：注意力の向上

人　数：6名程度

材料用具：単語が書いてあるサイコロ数種類（6面にそれぞれ違うカテゴリーの単語が書いてあるもの）×参加人数、鈴×参加人数、ポイント駒

進行方法：

教示　みなさんにこれから、全員一斉にサイコロを振ってもらいます。同じカテゴリー内の単語が、いちばん多く出たカテゴリー名を言ってもらいます。ただし、わかった人は一度、目の前にある鈴を振って答えてください。

①司会者はまず参加者にサイコロを配る。個人個人のサイコロの6面の単語は“動物、職業、野菜、果物、乗り物、県名”のカテゴリーの単語を使用する。例：それぞれ順に、イヌやネコ、警察官や弁護士、ダイコンやニンジン、ミカンやリンゴ、バスや飛行機、熊本や高知、等

②司会者の「せーの」の合図で一斉に転がす。

③出た目のなかで、いちばん多いカテゴリー名を見つけた方に、鈴を振って答えてもらう。

④正答した方には、正の強化としてプラスポイントを与える。

⑤司会者は、答えにまつわる質問をする。

実施上の留意点：

視力障害のある方には、サイコロの単語を大きく書く。視野障害のある方は位置を配慮する。正答数の配慮のため、一度答えられた方は1回休みとして、連続で答えられないようにする。

アレンジ法：

難易度を上げる場合⇧

・低頻度語にする。

難易度を下げる場合⇩

・高頻度語にする。

なきまねカルタ

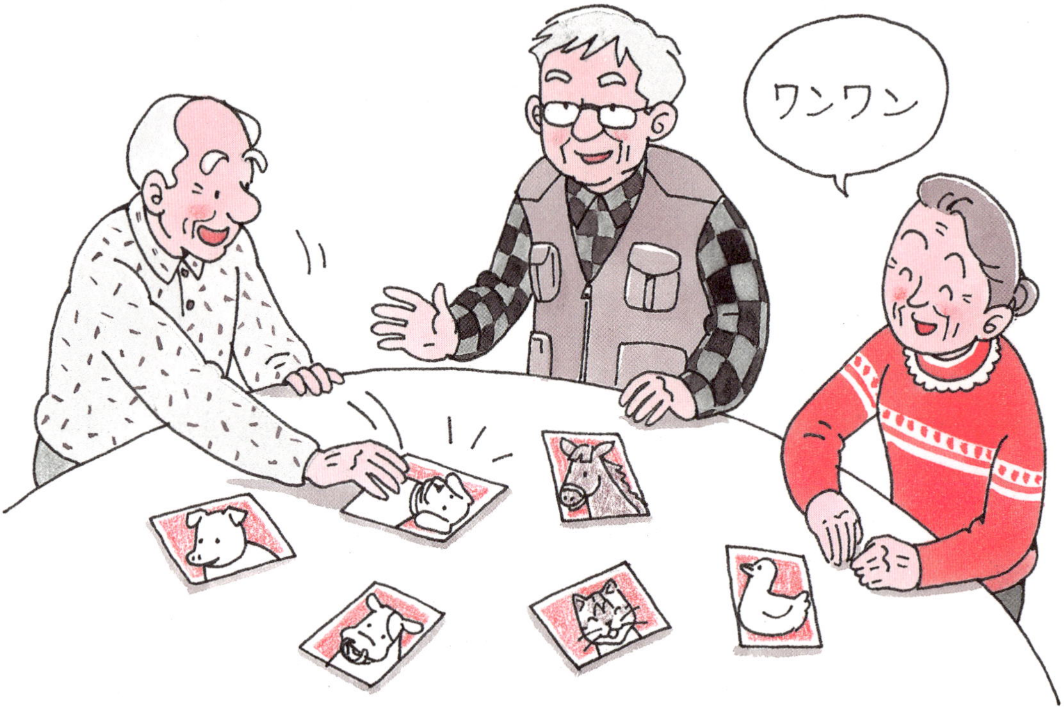

易

主目的：擬音語意味理解の向上

副目的：注意力の向上

人　数：3～6名程度

材料用具：絵カード（動物が付いているもの）20枚位

進行方法：

教示　みなさんに、これから前に並べてある、絵カードの動物の鳴きまねを一人ずつやってもらいます。出題者はみなさんで、順番に出題してもらいます。わかった方は、絵カードを速く取ってください。

①司会者はまず参加者の前に、絵カードをランダムに並べる。
②参加者にジャンケンをさせ、出題する順番を決める。
③順番に、前にある絵カードの鳴きまねをやっていく。
④ほかの参加者に、その鳴きまねの動物の絵カードを取ってもらう。
⑤いちばん多く絵カードを取った参加者が勝ちとすることによって、正の強化を設定する。

実施上の留意点：

視力障害のある方には絵を大きく書く。視野障害のある方の位置を配慮する。正答数の配慮のため、一度答えられた方は1回休みとして、連続で答えられないようにする。

アレンジ法：

難易度を上げる場合⇧

・低頻度語にする。
・絵カードを文字カードにする。

難易度を下げる場合⇩

・高頻度語にする。
・絵に文字を加える。

熟語つくり・Part 2

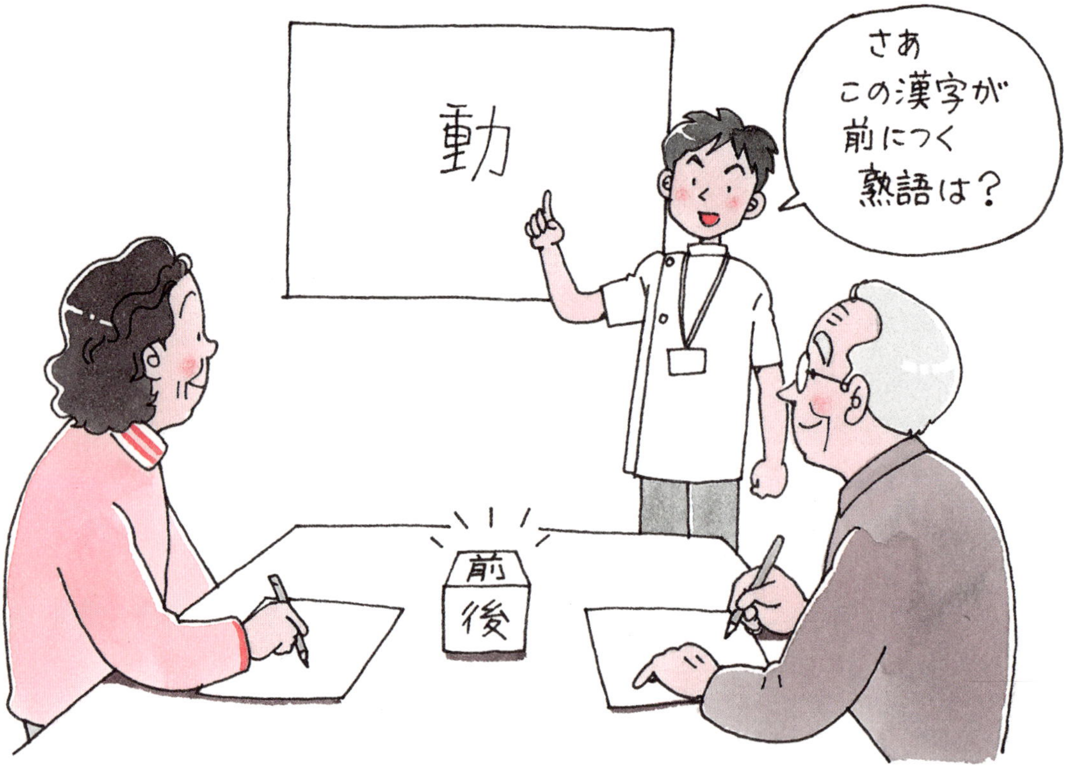

やや難

主目的：語想起能力の向上

副目的：漢字の読解能力の向上、漢字の書字能力の向上

人　数：2名～10名

材料用具：ホワイトボード、マジック（ホワイトボード用）、サイコロ（“前・後”と書いてあるもの）、ポイント駒、紙・鉛筆×参加人数

進行方法：

教示　みなさん、これからホワイトボードに漢字を1字書きます。みなさんは、その文字を使って、2字の熟語を作って書いてください。その字が最初につくか、最後につくかは、サイコロを振って決めてもらいます。

①司会者はホワイトボードに漢字1字を書く。

②参加者に、順番にサイコロを振ってもらう。

③全員で2文字熟語を作って、できた人は手を挙げてもらう。例：ホワイトボードに“大”と書いて、サイコロで振ったのが“前”だったら“大地”“大陸”、等

④正の強化として、正答した方にプラスポイントを与える。

実施上の留意点：

視力障害のある方には、ホワイトボード、サイコロの字を大きく書く。視野障害のある方は位置を配慮する。

アレンジ法：

難易度を上げる場合⇧

・低頻度漢字にする。

・サイコロの中に4字熟語を入れる。

難易度を下げる場合⇩

・高頻度漢字にする。

・サイコロを振らずに答えてもらう。

サイコロっと・失語編

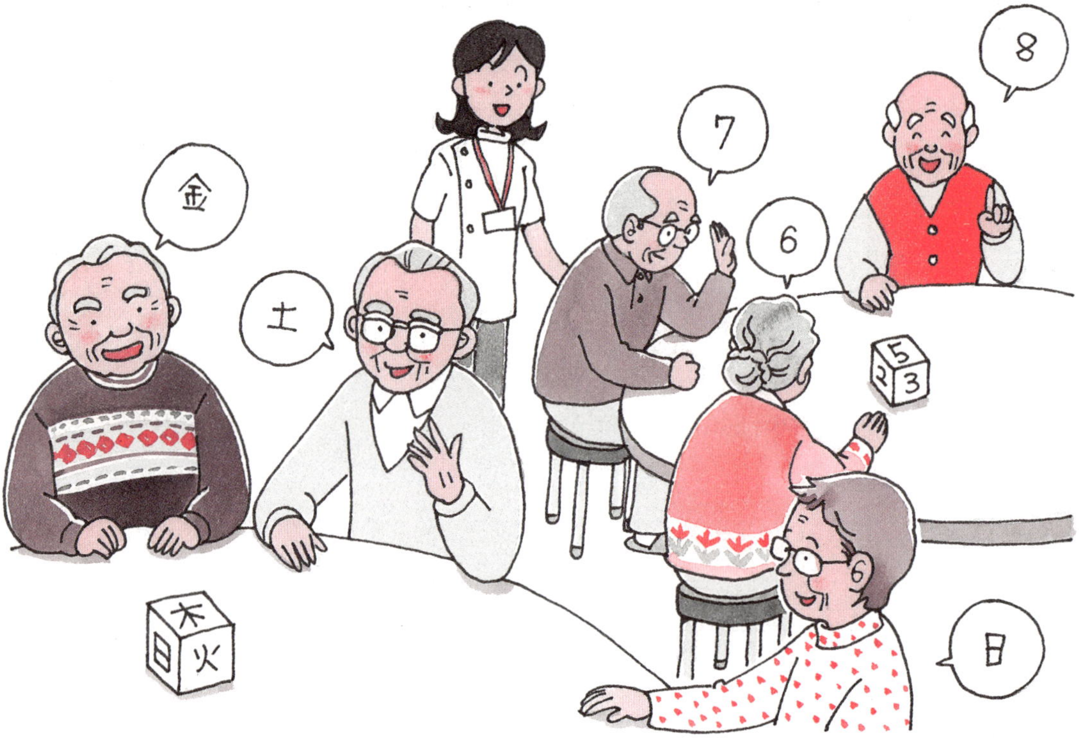

易

主目的： 系列発話能力の向上

副目的： 注意力向上

人　数： 6名～12名

材料用具： サイコロ数種類（数字が書いてあるもの、曜日が書いてあるもの、等）

進行方法：

教示　これから私がサイコロを振ります。例えば、3が出たら、その続きを順番に言っていってください。ただし、サイコロには数字ばかりではなく、色々な種類があります。グループすべての人が言えるよう、頑張ってください。

①司会者はグループ分けをする。

②司会者がサイコロを適当に選んで転がす。

③転んで出た目の続きを、順番に、グループの人全員に言ってもらう。例：曜日で“木”が出たら、最初の人は“金”、その次の人は“土”

④次は、反対のグループが同様のことを行う。

⑤2回目のサイコロを振るときは、今度は2番目の人がスタートとなり、最初の人が最後となる。

実施上の留意点：

視力障害のある方には、サイコロの数字を大きく書く。視野障害のある方は位置を配慮する。

アレンジ法：

難易度を上げる場合⇧

・順番に発話する速度を速くする。

・2語ずつなど、発話する語の数を司会者が指定する。

難易度を下げる場合⇩

・順番に発話する速度を遅くする。

・参加者の前に文字カードを置いておく。

名所／名物

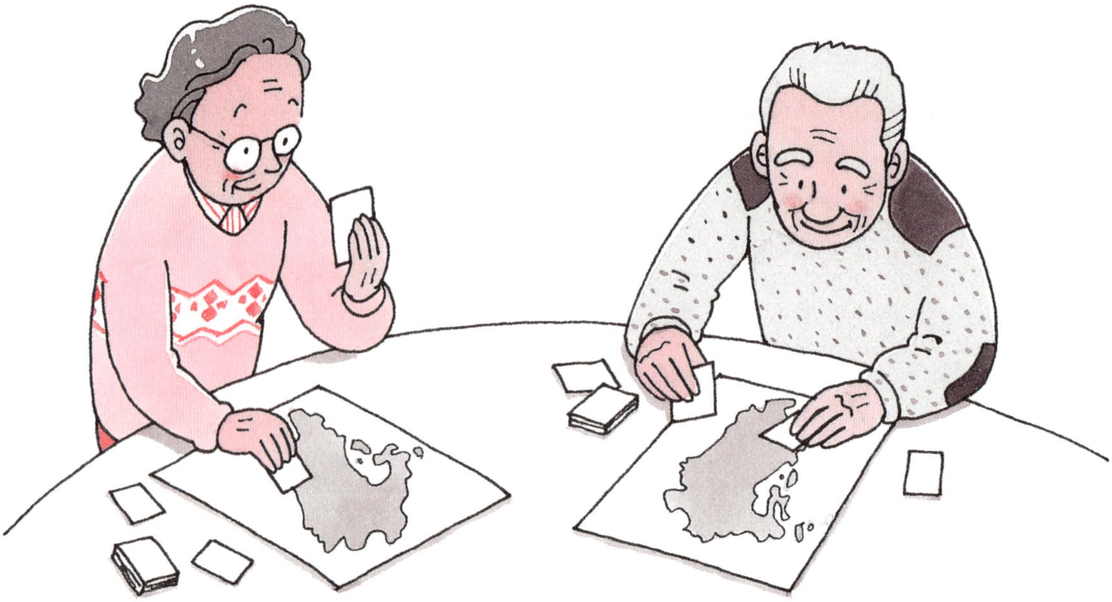

普通

主目的： 単語読解力の向上

人　数： 2名以上〜

材料用具： 地図（県名が書いてある九州の地図、ほかの場所でもよい）×参加人数、地図に対応する県の名所や特産物の書いてある紙15種類×参加人数

進行方法：

教示　みなさんの前の紙に九州の地図が書かれており、それぞれの県名も書かれています。これから、私がみなさんに、ある県の名所や特産物が書かれている紙を15枚ずつ配ります。みなさん同じ内容です。それぞれ、どの県に当てはまるか、当てはまる県の上に紙をのせてください。制限時間は7分間です。

①司会者はまず、九州の地図（県名も書いておく）を書いた紙を、参加者の前にそれぞれ置く。

②そして、参加者に、各県の名所や特産物が書かれてある文字カードを15枚ずつ配る。

③制限時間を設けて、「よーいどん」の司会者の合図で始める。

④誤りなく時間内に多くのカードを置いた方の勝ちとすることによって、正の強化を設定する。

実施上の留意点：

視力障害のある方には、紙の字を大きく書く。視野障害のある方は位置を配慮する。

アレンジ法：

難易度を上げる場合⇧

・県名もカードで置いてもらう。

・ほかの場所にする。

難易度を下げる場合⇩

・置くカードの枚数を減らす。

・グループ対抗にして、話し合いをして探してもらう。

音楽であてる

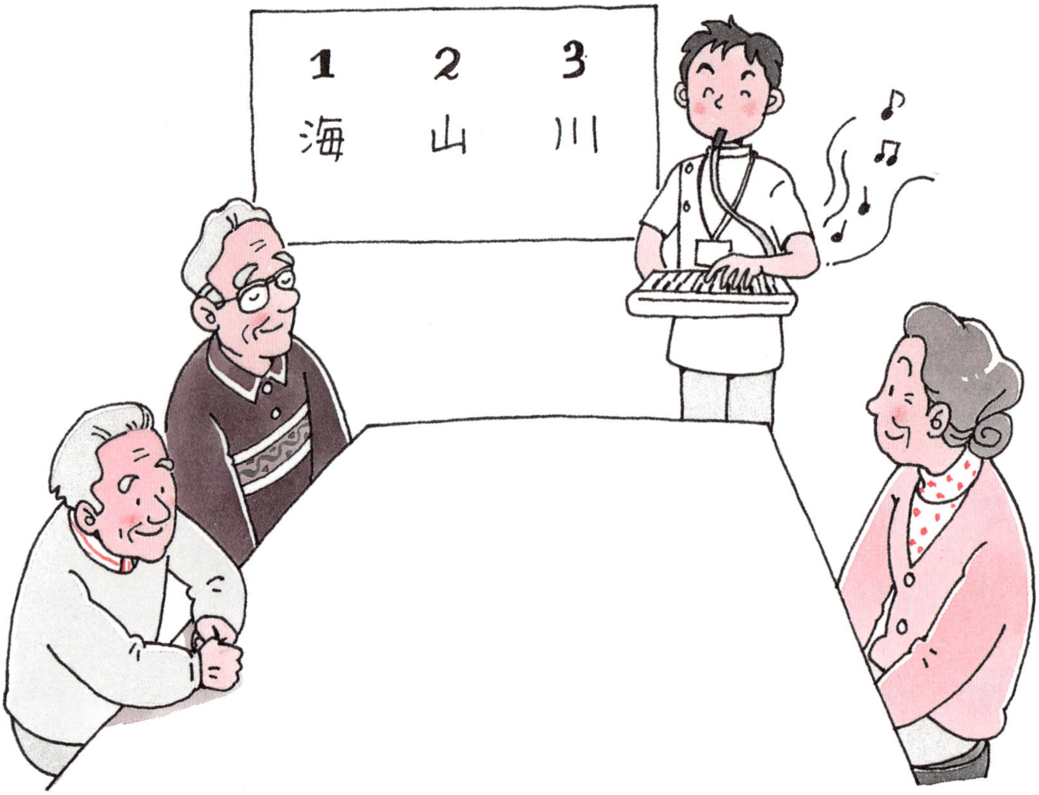

易

主目的：単語読解力の向上

人　数：２名以上～

材料用具：ピアニカ（キーボードでもよい）、ホワイトボード、マジック（ホワイトボード用）、ポイント駒

進行方法：

教示　みなさん、これから私がホワイトボードに３つの単語を書きます。その後、キーボードで曲を弾きますので、その曲に関係している単語を選んでください。

①司会者はまず、ホワイトボードに３つの単語を書く。例：海・山・川

②そして、司会者がキーボードで曲を弾く。例：曲名；めだかの学校

③２小節位弾いた後に、ホワイトボードに書いた単語でどれが正しいか、参加者に挙手してもらう。

④正の強化として、正解者にはプラスポイントを与える。

実施上の留意点：

難聴のある方には、キーボードの音量を上げる。視力障害のある方には、ホワイトボードの字を大きく書く。視野障害のある方は位置を配慮する。

アレンジ法：

難易度を上げる場合⇧

・聞かせるフレーズを１小節にする。

・提示する単語を短文にする（曲名等）。

・提示する単語を聴覚刺激だけで与える。

・提示する単語を増やす。

難易度を下げる場合⇩

・単語を提示したのと同時に音読する。

・聞かせるフレーズを長くする。

・提示する単語を２つにする。

疑似音カルタ

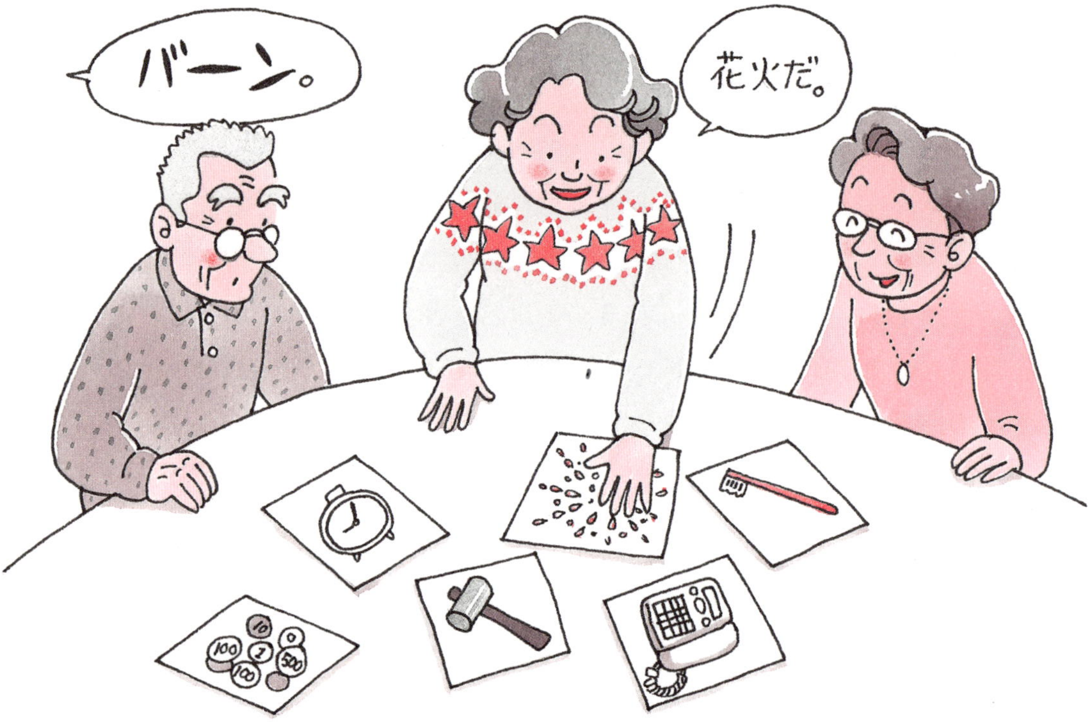

易

主目的：擬音語意味理解の向上

副目的：注意力の向上

人　数：２名以上～

材料用具：絵カード50枚位、ポイント駒

進行方法：

教示　みなさん、私がこれから、“コロコロ”や“トントン”など擬音語を言いますので、それに当てはまる絵カードを取ってください。１枚とは限りません。

①司会者はまず、絵カードをランダムに参加者の前に並べる。

②司会者は擬音語を言う。

③開始の合図とともに、参加者に、提示してある絵カードから当てはまるものをすべて取ってもらう。例：トントンであれば金槌、まな板、肩、等

④正誤判定は、司会者と参加者で話し合って決める。

⑤正の強化として、正解者にはプラスポイントを与える。

実施上の留意点：

視力障害のある方には、紙の字を大きく書く。視野障害のある方の位置を配慮する。難聴のある方には大きめの声で言う。

アレンジ法：

難易度を上げる場合⇧

・選択語カードを低頻度語にする。

難易度を下げる場合⇩

・選択語カードの枚数を減らす。

・グループ対抗にして、話し合いをして探してもらう。

ことわざカルタ

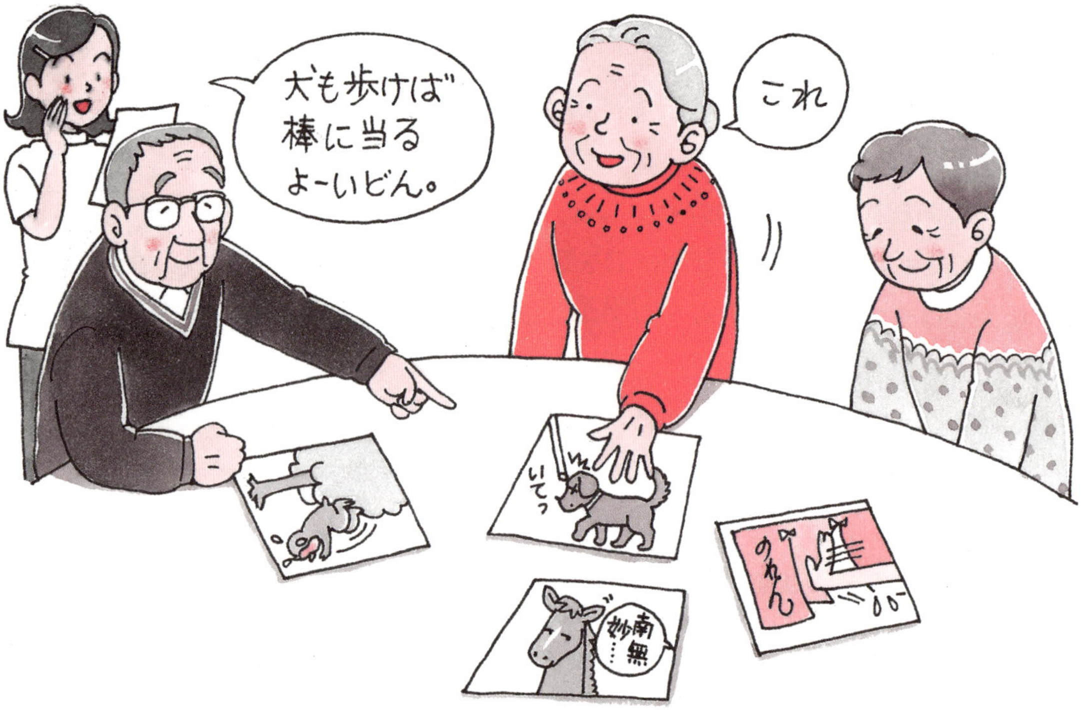

易

主目的：短文以上の聴覚的理解力の向上

副目的：注意力の向上

人　数：２名以上～

材料用具：ことわざを表す絵カード30枚程度

進行方法：

教示　これから私がことわざを読みます。みなさんは、前に置かれた絵カードで、その様子を表しているものを取ってください。

①司会者は参加者の前に、ランダムに絵カードを置く。

②司会者はことわざ（例：犬も歩けば棒にあたる、猫に小判、等）を読み、「よーいどん」の合図で探してもらう。

③正の強化として、たくさん絵カードを取れた人が勝ちと設定する。

実施上の留意点：

視力障害のある方には、紙の字を大きく書く。視野障害のある方は位置を配慮する。

アレンジ法：

難易度を変えない場合⇨

・参加者に順番に音読してもらう。

難易度を下げる場合⇩

・置くカードの枚数を減らす（馴染みのことわざだけにする）。

・問題文を音読かつホワイトボードに書く。

サイコロいくつ？

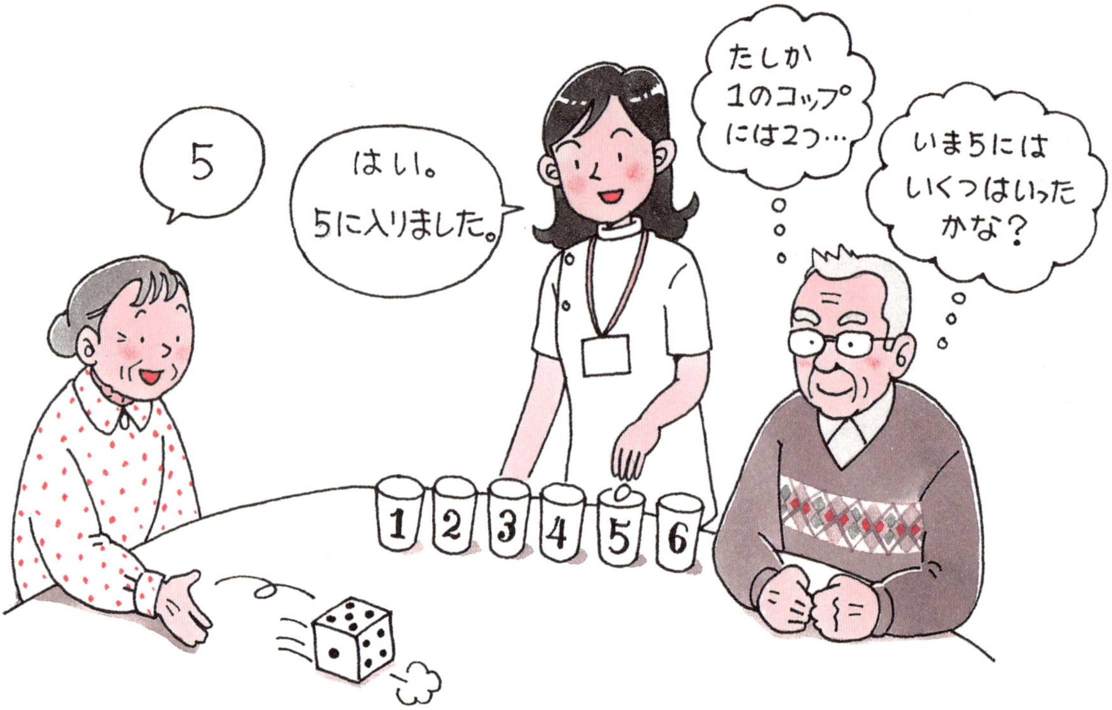

やや難

主目的： 短期記憶力の改善

副目的： 注意力持続の向上

人　数： 2～10名程度

材料用具： サイコロ、紙コップ6個、おはじき、ポイント駒

進行方法：

教示　これからみなさんで、一人ずつサイコロを転がします。何が何回出たか、みなさん、よく覚えておきましょう。

①司会者はコップに1～6までの数字を書き、参加者から見える位置に、順番に並べておく。

②司会者は参加者にサイコロを振ってもらう（合計10回程度、5人だったら一人2回ずつ）。

③司会者は、おはじきを、サイコロの目と同じ数字を記入してある紙コップの中に入れていく。

④6つのコップそれぞれに何個ずつおはじきが入るか、覚えておくように参加者に指示しておく。

⑤10回振り終わったら、紙コップ一つ一つにおはじきが何個入っているかを参加者に尋ねていく。

⑥正答した方にポイントを与える。

実施上の留意点：

難聴および視野障害のある方は位置を配慮する。

アレンジ法：

難易度を変えない場合⇨

・1～6の数字の代わりに、☆♡♧などを使う。

難易度を上げる場合⇧

・答えてもらう前に、紙コップの位置を変える。

難易度を下げる場合⇩

・選択肢および振る回数を減らす。例：1～6までではなく、1～3まで書かれたサイコロを使用する

なんて言った？

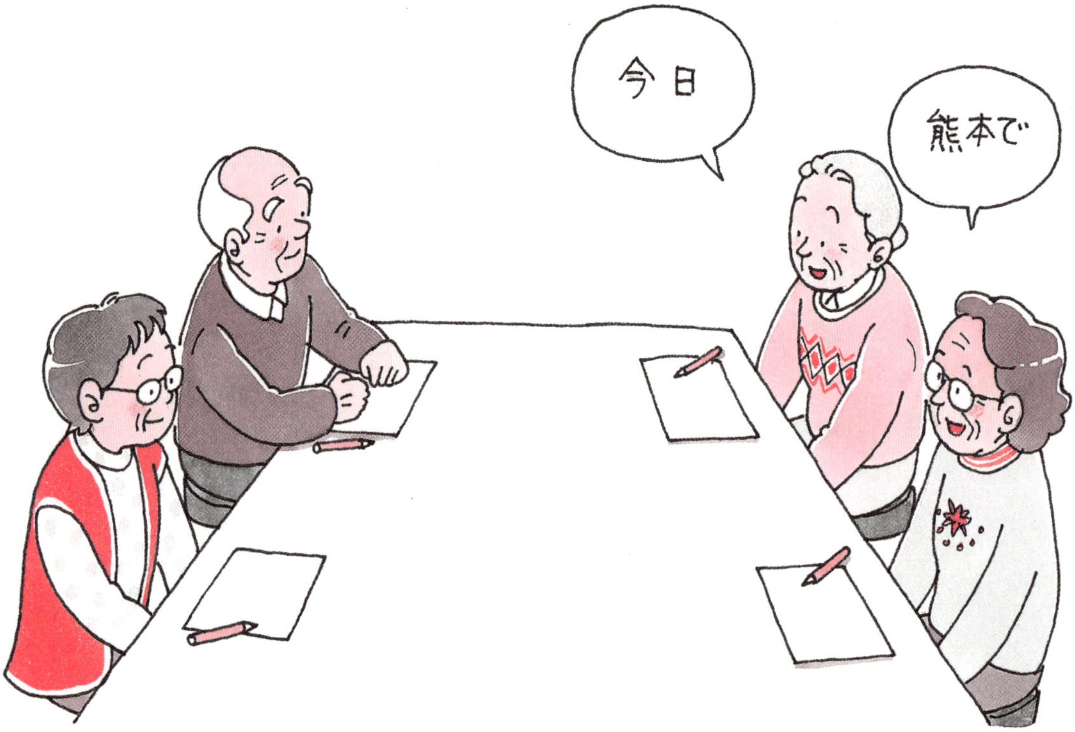

普通

主目的： 短期記憶障害の改善

副目的： 聴覚的理解力および書字能力の向上（短文レベル以上）

人　数： 12人程度（偶数人数）

材料用具： 文字カード、紙、鉛筆、ポイント駒

進行方法：

教示　これから、Aチーム対Bチームに分かれてもらいます。まず私が、文章の一部分ずつ書いてあるカードを、Aチームのみなさんに配ります。そして、端から順番に、自分のカードに書いてある言葉を大きな声で言ってもらいます。Bチームの方は、最初から最後までよく聞いて、言い終わったら、全部つなげた一つの文章を、手元にある紙に書いてください。一字でも間違えてはだめです。いきますよ。

①司会者は、［今日］［熊本で］［朝10時］［5分過ぎ］［大雨が］［降りました］などとバラバラに書いてあるカードを、あらかじめチーム分けをしておいた片方のチームの一人ずつに順番に配る。

②司会者は、参加者に配られたカードを大きな声で一人ずつ読むように指示する。

③最後の人まで言い終わったら、もう一方のチームの方は、聞いた文章を書いてもらう。

④その後、一人ずつ文の発表をし、正答しているかどうかの確認を行う。

⑤正答した人数分ポイントを与えることによって、正の強化の設定を行う。

実施上の留意点：

難聴のある方が参加している場合は、カードを発表する際、再度刺激を与える。

アレンジ法：

難易度を上げる場合⇧

・文の長さをさらに長くする。

・カードの順番を入れ替えて、バラバラに出題したもので文を構成させる。

難易度を下げる場合⇩

・文の長さを短くする。

文字ポーカー

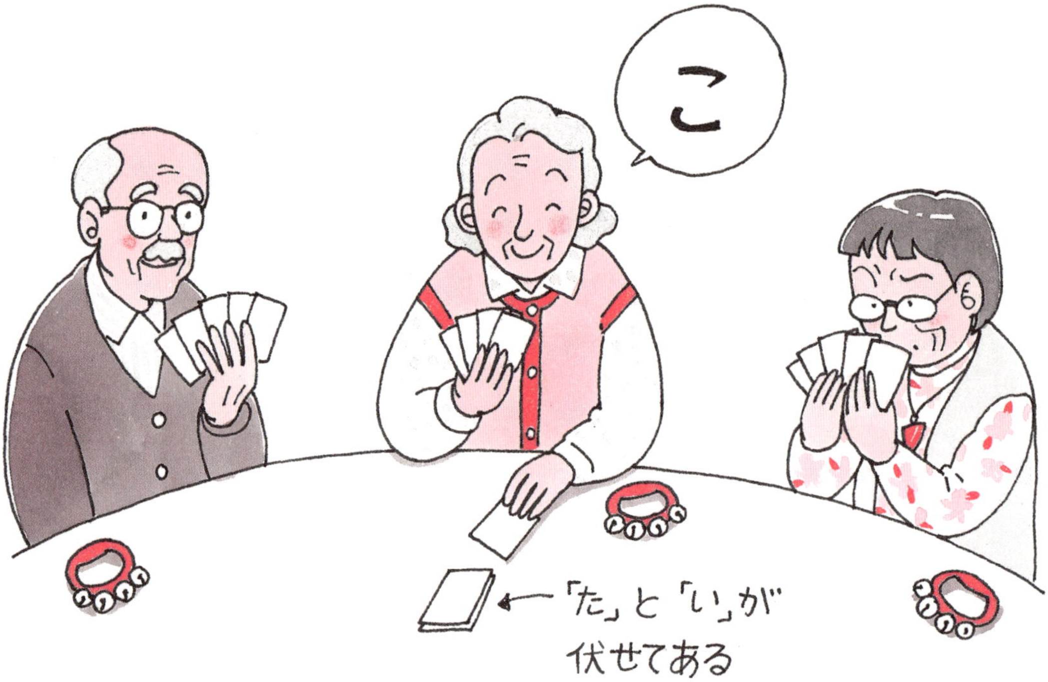

主目的： 短期記憶障害の改善

副目的： 語想起能力の向上

人　数： 3～7名程度

材料用具： 文字カード（仮名50音が3セット）、鈴×参加人数、ポイント駒

進行方法：

教示　まず私が、みなさんに仮名の書いてあるカードを5枚ずつ配ります。そして、“あ”というカードを伏せます（“あ”が見えないように伏せる）。まずは、“あ”のつく単語を作りましょう。“あ”の音で始まる単語であれば何でもいいですので、続くカードを持っている方は鈴を鳴らし、“あ”の上に何のカードを置くか、大きな声で言いながら伏せてください。例えば、「さ」と言いながら置きます。そうすると、前の“あ”と組み合わせて“朝”ができあがりましたね。そこで、もしほかの方が“り”というカードを持っていて、答えたら“アサリ”という言葉が新たに

やや難

できあがりますね。誰もそれ以上、長い単語にできなくなったら１ゲーム終了となります。
点数は最後にカードを出した方だけがもらえます。２文字にした人には１ポイント、３文字にした人には２ポイント、４文字にした人には３ポイントです。いいですか？　いきますよ。

①司会者が、一人に５枚ずつカード（仮名一文字が書いてあるもの）をランダムに配る。
②そして、司会者は“あ”というカードを参加者に見せ、参加者の輪の真ん中に伏せておく。
③「単語を作りましょう!!」と言い、「今、伏せたカードに続くカードを持ってる方は鈴を鳴らしてください」と言う（その際、最初に伏せたカードが何というカードであったかを言わない）。
④いちばん速く鈴を鳴らした方に答えてもらう。その際、自分が伏せるカードだけ大きな声で言ってもらう。
⑤その後、「ほかに誰か、続きを作れる方はいませんか？」と問い、単語を長くしていく。答えるまでの制限時間を10秒と設定する。
⑥２文字の単語まで完成させた人には１ポイント、それをさらに３文字にできた人には２ポイント、さらに長くできた人には３ポイントを与えることによって、正の強化の設定を行う。

実施上の留意点：

難聴のある方が参加している場合は、カードを発表する際、再度、刺激を与える。

アレンジ法：

難易度を上げる場合⇧

・制限時間を短くする。

難易度を下げる場合⇩

・制限時間を長くする。

何番目？

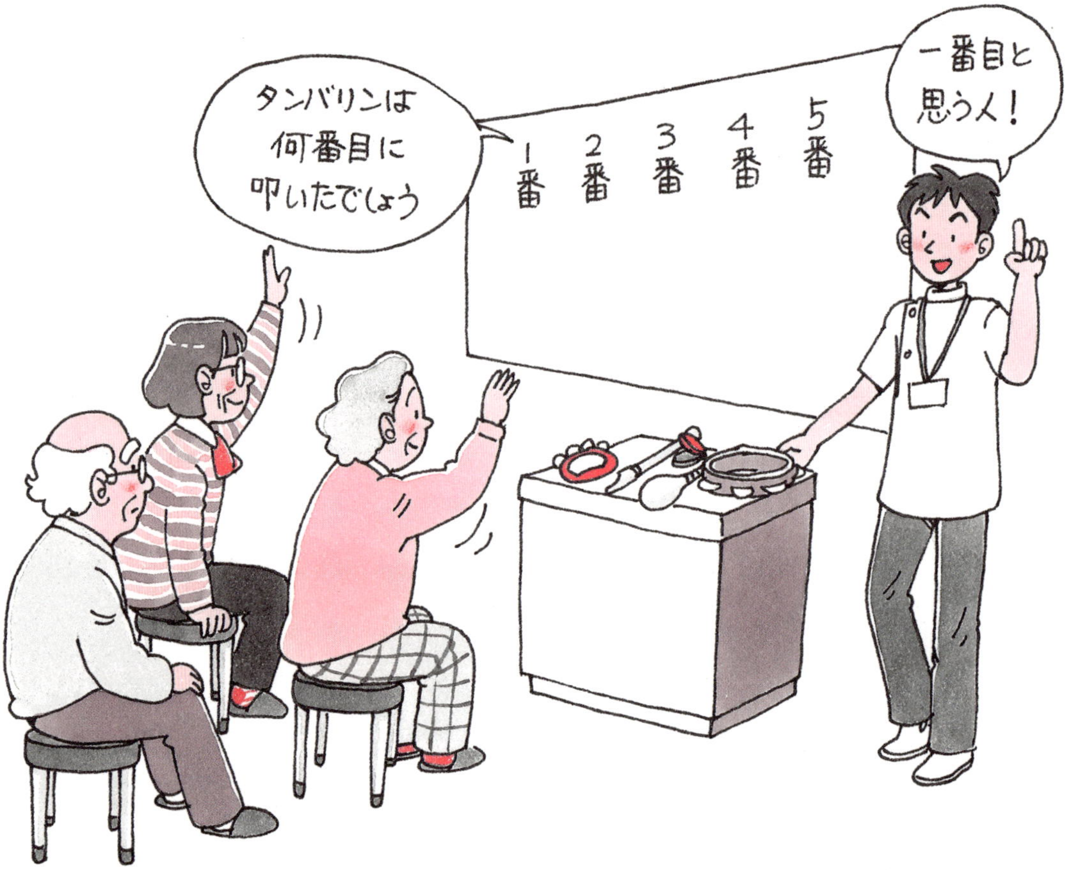

やや難

主目的：短期記憶障害の改善

副目的：注意力持続の向上

人　数：2～7名程度

材料用具：楽器（鈴、タンバリン、笛、カスタネットなど5種類）、ホワイトボード、マジック（ホワイトボード用）、ポイント駒

進行方法：

教示　これから、私の目の前にある楽器を、私の好きな順番に叩きます。みなさんは、よく見て、鳴らした楽器の順番を覚えておいてください。

①司会者が楽器を順番に鳴らす。

②それを参加者に覚えてもらう。

③「○○は何番目に叩いたでしょう？」と言い、ホワイトボードに書いた1～5までの数字を指さしながら挙手してもらう（その際、参加者の名前をホワイトボードに書いておく）。

④再度、楽器を順番に鳴らし、提示した楽器が何番目に鳴らしたかを確認する。

⑤成功した人にはポイントを与えることによって、正の強化の設定を行う。

実施上の留意点：

難聴のある方が参加している場合は、視覚的に楽器を叩くところをよく確認してもらう。

アレンジ法：

難易度を上げる場合⇧

・楽器の数を増やし、鳴らす回数を多くする。

難易度を下げる場合⇩

・楽器の数を減らし、鳴らす回数を少なくする。

リズム呼称・記憶編

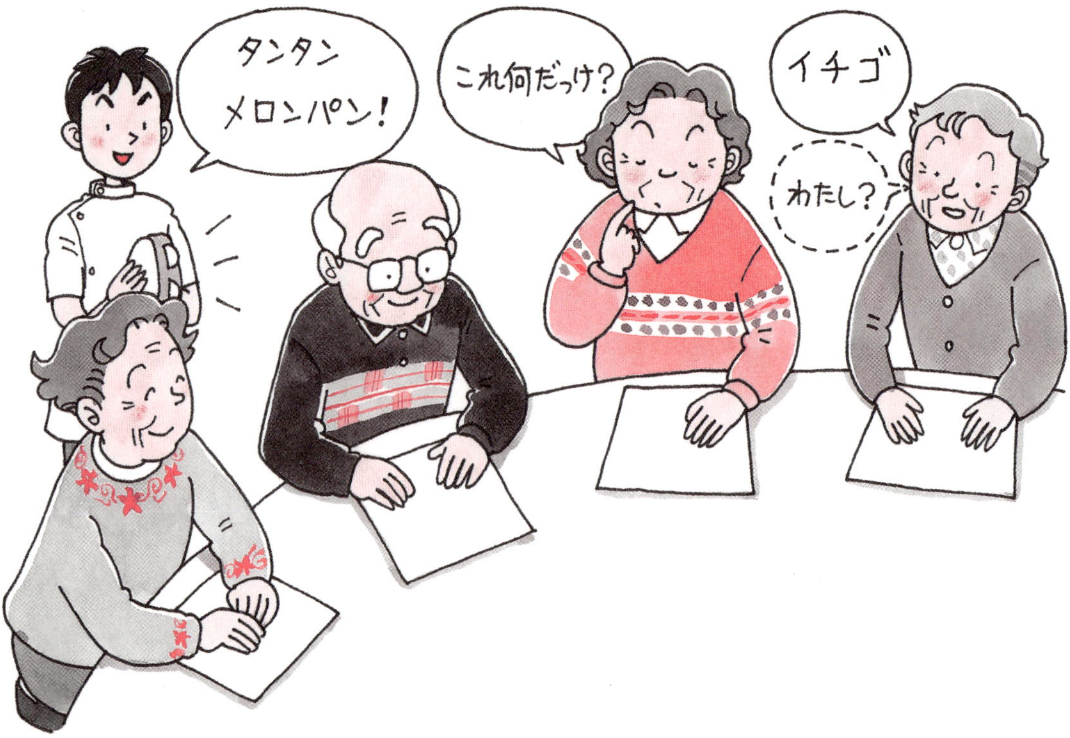
タンタン
メロンパン！
これ何だっけ？
イチゴ
わたし？

主目的：短期記憶障害の改善

副目的：注意力持続の向上

人　数：4～7名程度

材料用具：紙・鉛筆×人数分、タンバリン、ポイント駒

進行方法：

教示　今からみなさんに、好きな食べ物を1つずつ言ってもらいます。何ですか？（参加者に答えてもらい、一人ずつそれぞれ書いてもらい目の前に伏せる）それでは、それをお互いに交換しましょう。みなさんは誰からもらったか、誰にあげたか、何を書いたか、何が書いてあるか等をよく覚えておいてください。

①司会者が、参加者に好きな食べ物を問い、紙に書いてもらう。

②そして、誰かほかの参加者と交換させ、何が書いてあるかを確認させ、カードを

ややや難

伏せてもらう。例：“メロンパン”と書いた人は“イチゴ”と書いた人に渡す、“イチゴ”と書いた人は“キムチ”と書いた人に渡す、“キムチ”と書いた人は“ビール”と書いた人に渡す、“ビール”と書いた人は“メロンパン”と書いた人に渡す、等

③そして、タンバリンをタンタンと叩き、司会者が参加者の中の一人のカードの名前を言う。例：タンタン　メロンパン！、等

④指名された人は、今度は“メロンパン”と書いた本人の前にあるカード名を言う。例：トントン　ビール、等

⑤5秒以上停止したり、誤って発言したりした場合には、マイナスポイントを与えることによって負の強化を設定する。

⑥スムーズに回るようになったらカードを入れ替える。

実施上の留意点：

難聴のある方が参加している場合は、再度刺激を与える。

アレンジ法：

難易度を変えない場合⇨

・好きな食べ物以外のカテゴリーに変える。

難易度を上げる場合⇧

・制限時間を短くする。

難易度を下げる場合⇩

・制限時間を長くする。

タイムトランプ

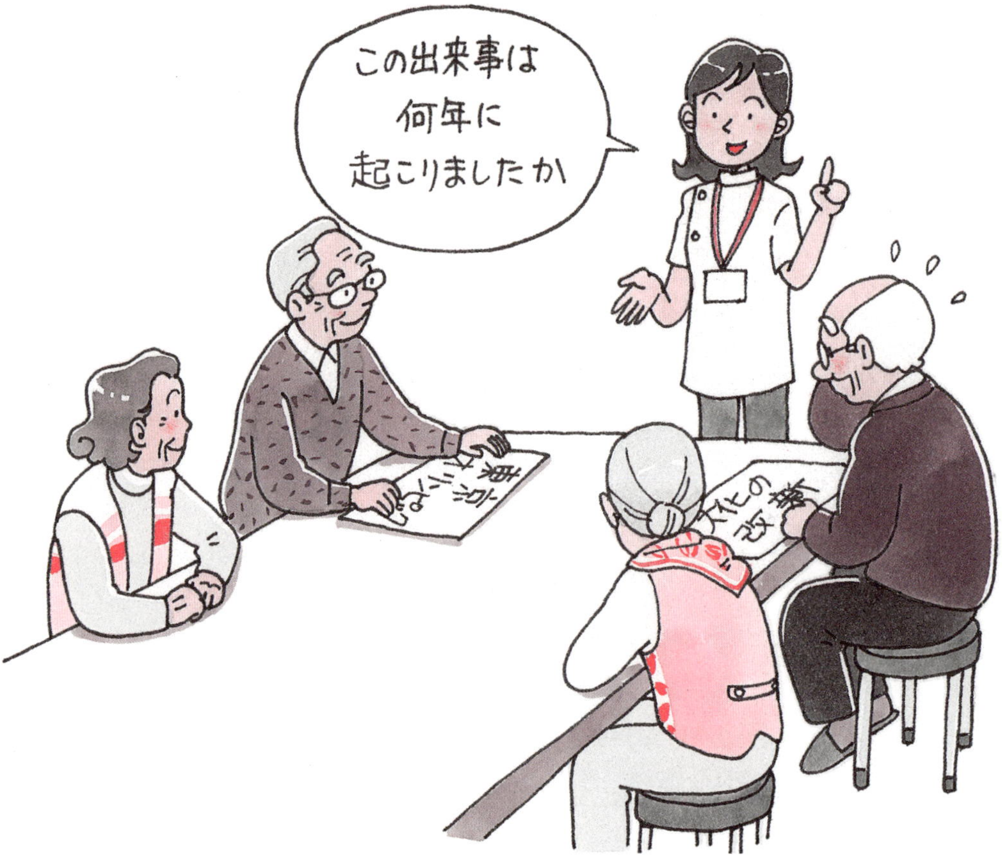

普通

主目的：長期記憶障害の改善

副目的：注意力持続の改善

人　数：4～10名程度（偶数人数）

材料用具：過去の事件・出来事の書いてあるカード（50枚）、ポイント駒

進行方法：

教示　これから、ゲームを2チームに分けて行います。一チーム一人ずつ、「いっせーのーせ」でトランプをめくってください。それぞれ事件や出来事が書いてあります。引いた方は、そのカードに書いてあることが何年か、あるいは何年頃に起こったか当ててください。近い方が勝ちですよ。

①司会者が、裏に過去に起こった特別なこと（例：東京オリンピック）等を記載したカードを50枚程度用意する。

②参加者を2チームに分ける。

③そして、各チームそれぞれ一人ずつカードを引いてもらう。

④引いた本人に大きな声で読んでもらう。

⑤司会者が「この出来事は何年に起こりましたか？」と尋ね、引いたカードについて、それぞれのチームに答えてもらい、ホワイトボードに書く。

⑥答えた年代が近い方にポイントを与えることによって、正の強化を設定する。

⑦これを繰り返し、最終的にはチーム全体の点数で勝敗を決定する。

実施上の留意点：

視覚障害のある方が参加している場合は、聴覚的に再度刺激を与える。

アレンジ法：

難易度を上げる場合⇧

・制限時間を設定する。

難易度を下げる場合⇩

・選択式にする。例：1＝1962年、2＝1972年、3＝1982年のうちから一つ選択してもらう、等

伝達ジェスチャー

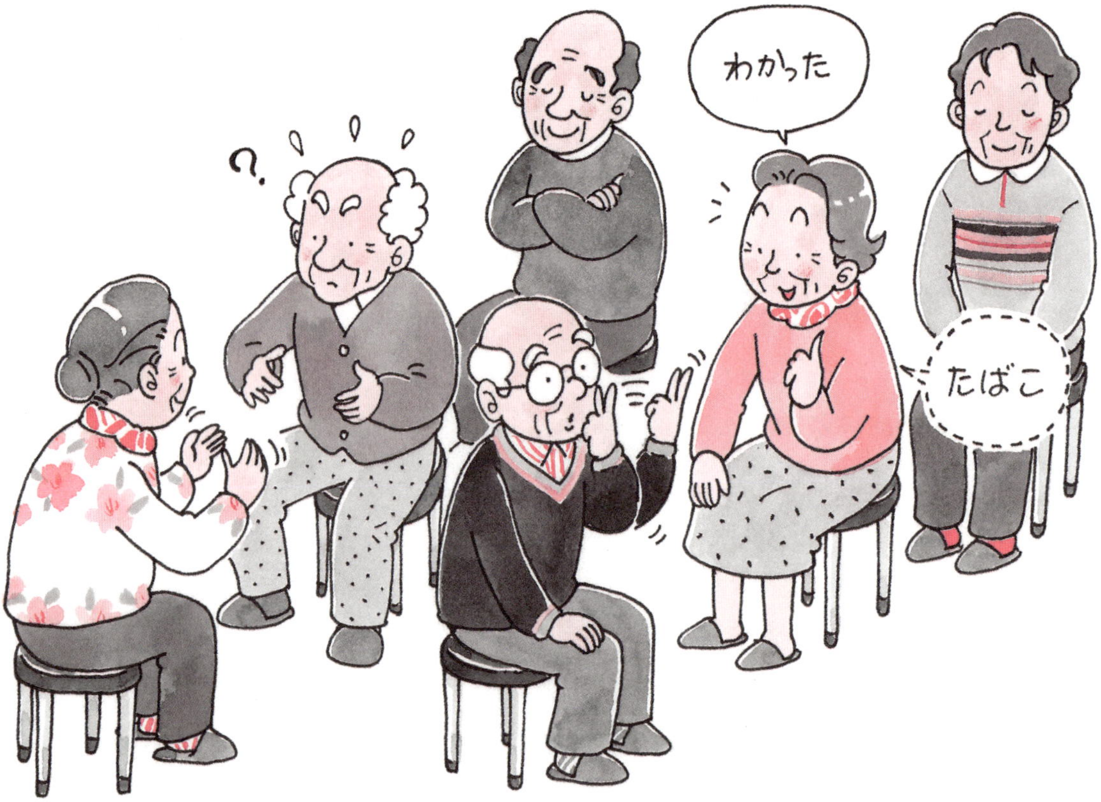

普通

主目的：短期記憶障害の改善

副目的：読解力の改善（短文レベル以上）

人　数：4～10名程度（偶数人数）

材料用具：文章カード10枚程度×2組、ポイント駒

進行方法：

教示　これから、ゲームを2チームに分けて行います。先頭の人に私がある文章をお見せしますので、ジェスチャーだけで次の人に伝えてください。そのときに重要な注意があります。ジェスチャーをしている人と、それを見ている人以外は目をつぶっていてください。“ぽん”と肩を叩かれたら、目を開けてジェスチャーを見てください。それを覚えて、次の人に正確に伝えてくださいね。最後の人は、私（司会者）に大きな声で、そのジェスチャーを文章に直して答えてください。

①参加者を2チームに分け、縦一列に椅子に座ってもらう。

②司会者が両チームに、カードに書いてある文章を見せる（その際、声に出して読まないように注意し、ほかの参加者は順番がくるまで目を閉じておくように促す）。

③そして、その内容に合ったジェスチャーを次の人に伝達させる。

④ジェスチャーを最後の前の人まで行い、最後の人はそのジェスチャーを見て言葉で答えてもらう。

⑤内容に即した文章であれば正解とする。

⑥正答したチームにはポイントを与えることによって、正の強化を設定する。

実施上の留意点：

特になし。

アレンジ法：

難易度を上げる場合⇧

・伝達する内容を段階的に長く複雑にする。

難易度を下げる場合⇩

・伝達する内容を単純な動きのものにする。

みんなで

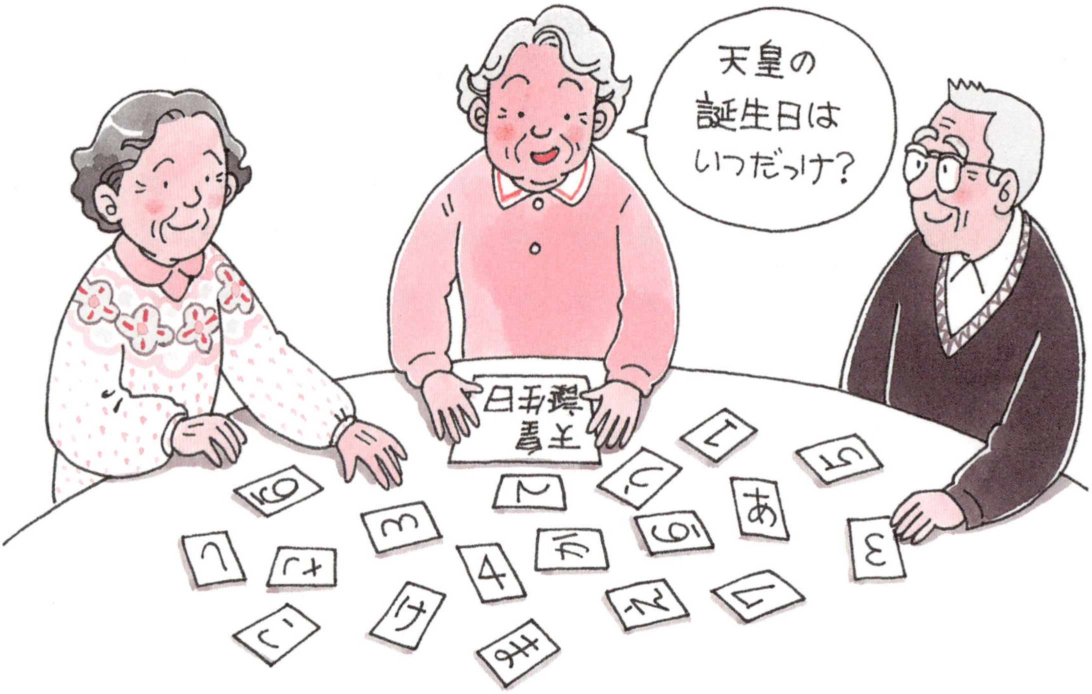

主目的：長期・短期記憶障害

副目的：語想起能力の改善

人　数：3～10名程度

材料用具：質問事項の書いてあるカード（30枚）、1～10まで数字が1枚ずつ記入してあるカード5組程度、文字チップ（50音）3組程度、ポイント駒

進行方法：

教示　これから、一枚カードを引いてもらいます。そのカードの裏に質問事項が書いてあります。例えば、これは（カードを引く）、天皇の誕生日は？　と書いてありますので、みなさんの前に置かれた数字カードから素早く選んで取ってください。○○さんの誕生日は12月23日ですね。答えがわかった人は、目の前にある数字カードから12月ですので1と2を、23日ですので2と3を取ります。つまり1→1枚、2→2枚、3→1枚となりますね。

やや難

また、質問のなかには日付を聞く場合もあります。例えば、5月5日は何の日ですか？　という具合です。この場合は文字チップも用意していますので、文字チップで答えを作成してください。文字チップを作っている間は再度ヒントは与えませんので、何を聞かれたか、よく覚えておいてくださいね。いいですか？

①司会者が、祝日等の日付などの質問事項を記載したカードを30枚程度用意する。
②参加者の一人にカードを引いてもらう。
③引いた本人に、大きな声で読んでもらう。
④司会者が「今の質問事項に合う答えを、目の前にあるカードを組み合わせて作ってください」と言い、文字チップを構成してもらう。
⑤正答した方にポイントを与えることで、正の強化を促す。

実施上の留意点：

難聴のある方が参加している場合は、司会者が再度刺激を与える。

アレンジ法：

難易度を上げる場合⇧

・制限時間を短く設定する。

難易度を下げる場合⇩

・文字チップを選ぶのではなく、紙に書くことによって反応するまでの時間を短くする。

色々神経衰弱

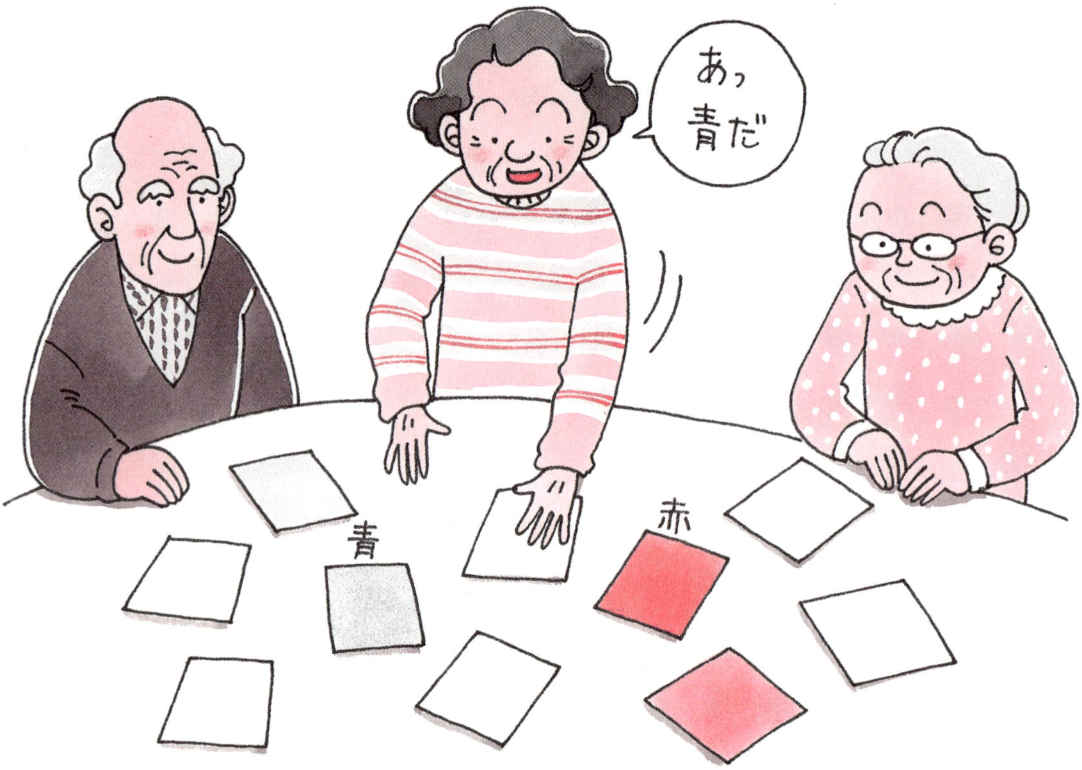

普通

主目的：短期記憶障害の改善

副目的：注意力持続の改善

人　数：4～10名程度

材料用具：色が塗ってあるカード30枚×２組（同じ色が混じっていてもよい）

進行方法：

教示　これから、同じ色のカードをできるだけたくさん見つけてください。色と色が合ったら、めくった人のものになります。一人一回に３枚までめくっていいことにしましょう。一組当たったら、その時点で一枚多く引いていいことにします。いいですか？

①司会者が色カードを伏せた形で、ランダムにテーブルの上に置く。

②参加者にジャンケンをしてもらう。

③勝った人にカードを三枚めくってもらう。

④一組も合わなかったら、次の人に権利が移る。もし、一組合ったら、もう一枚余分にめくってもらう。

⑤それを繰り返し、最終的にたくさんカードを取れた人の勝ちとすることによって、正の強化を促す。

実施上の留意点：

視覚障害のある方が参加している場合には、実施すべきではない。

アレンジ法：

難易度を変えない場合⇨

・色カードではなく、仮名文字カードを使う。

難易度を上げる場合⇧

・全体の枚数を増やす。

・めくる枚数を２枚にする。

難易度を下げる場合⇩

・全体の枚数を減らす。

・めくる枚数を４枚にする。

ことわざ神経衰弱

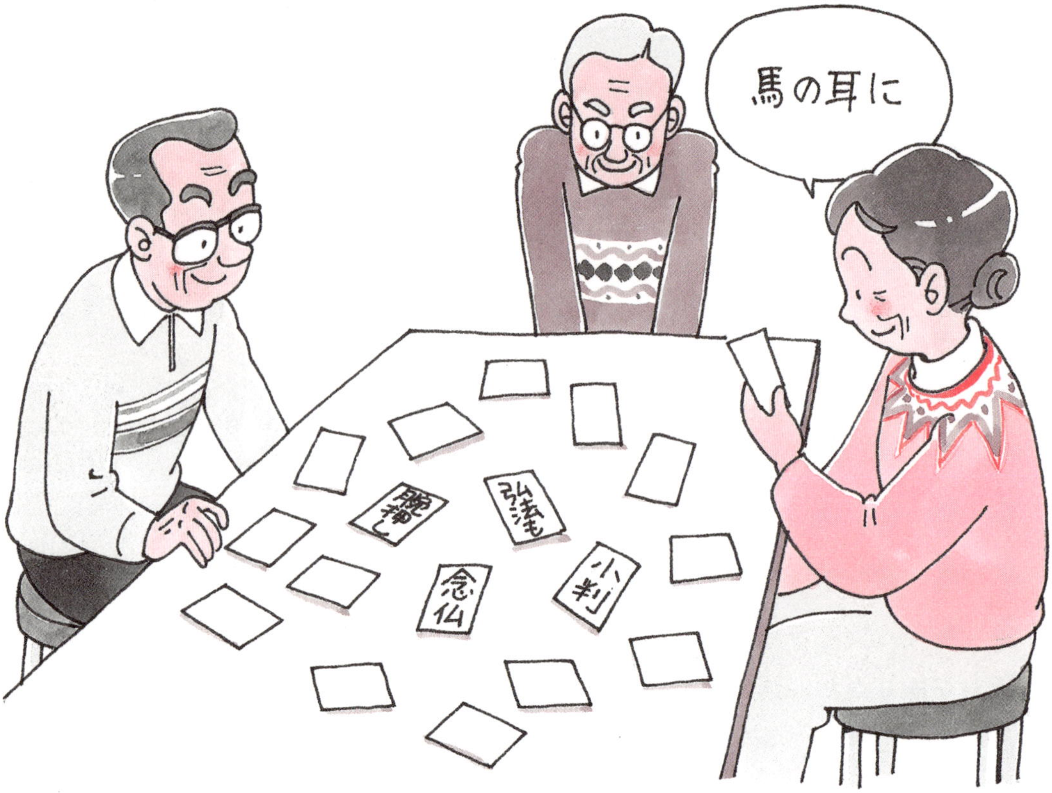

普通

主目的：短期記憶障害の改善

副目的：聴覚的理解力の改善（短文レベル）

人　数：4～10名程度

材料用具：ことわざの上の部分と下の部分が書いてあるカード（30組程度）

進行方法：

教示　これから、神経衰弱ゲームを行います。例えば、このカードを見てください（カードをめくる）。【犬も歩けば】と書いてありますね。これに続く言葉は【棒に当たる】ですよね。それが書いてあるカードを選ばなくてはいけません。人がめくるのをよく見て覚えてくださいね。いいですか？

①司会者が、ことわざの上の部分が書いてあるカードと、それに続く部分が書いてあるカードをそれぞれ30枚程度用意し、伏せた形でテーブルの上にランダムに置く。例：【弘法も】と【筆の誤り】、【猫に】と【小判】、等

②参加者にジャンケンをしてもらう。

③勝った人に、カードを三枚めくってもらう。

④一組も合わなかったら、次の人に権利が移る。もし、一組合ったら、もう一枚余分にめくってもらう。

⑤それを繰り返し、最終的にたくさんカードを取れた人の勝ちとすることによって、正の強化を促す。

実施上の留意点：

視覚障害のある方が参加する場合には、実施すべきではない。

アレンジ法：

難易度を上げる場合⇧

・選択カードの枚数を増やす。

・めくる枚数を2枚にする。

難易度を下げる場合⇩

・選択カードの枚数を減らす。

・めくる枚数を4枚にする。

違い

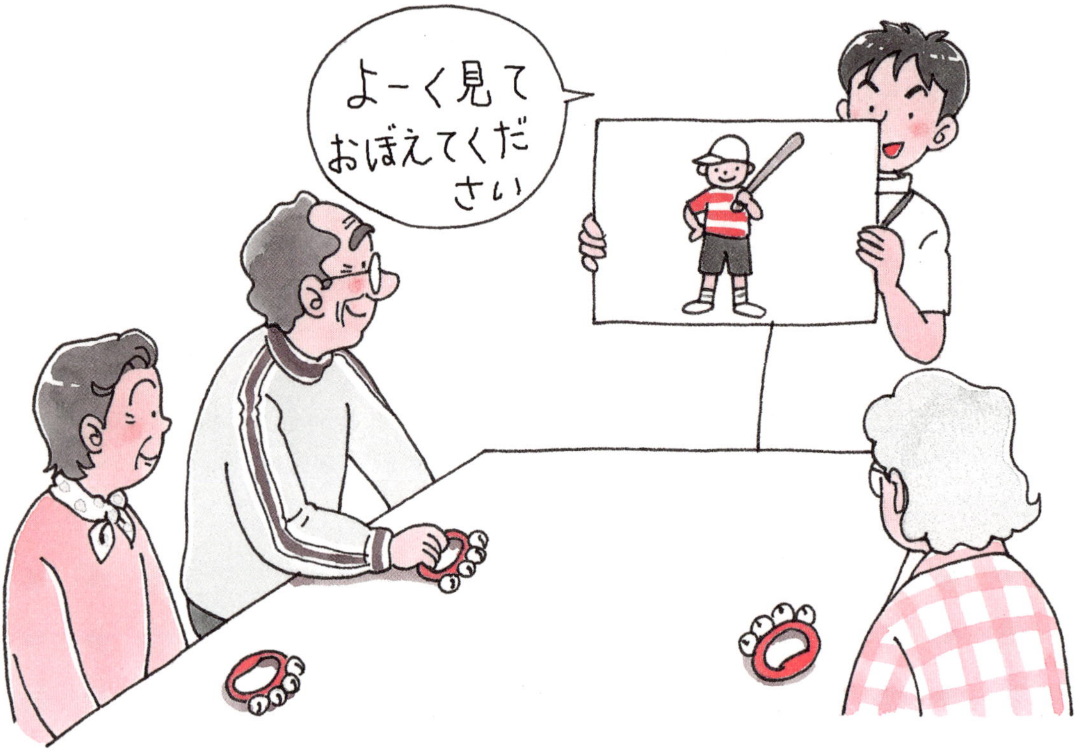

主目的： 短期記憶障害

副目的： 注意力持続の改善

人　数： 2～10名程度

材料用具： 1セット2枚で、そのうちの1枚はもう1枚の絵と3カ所異なる大きめの絵カード10セット、鈴×参加人数、ポイント駒

進行方法：

教示　このカードを見てください。男の子の絵が書いてありますね。よーく見て覚えてください。手にはバットを持ってますね。頭には帽子を被ってますね。赤いTシャツを着てますよね。いいですか？　ではこれを見てください（提示していた絵は隠し、もう一方の絵を提示する）。今さっきの絵とは、どこか異なりますね。わ

普通

かりますか？　今回の絵はバットも持ってないし、帽子も被ってないですね。そしてTシャツは青色です。いいですか？　今からこのように、ある絵を1分間提示して、みなさんに覚えていただきます。次に提示した絵は3カ所違います。それがわかった方は鈴を鳴らしてください。いきますよ。

①あらかじめ、3カ所異なる絵を10種類ほどセットで準備しておく。例：男の子の絵、車の絵、等
②司会者が参加者に「よーく見て覚えてください」等の声かけをし、絵を1分間提示する。
③1分間経過したら、3カ所異なる絵を提示する。
④違う箇所がわかった方は、鈴を鳴らし答えてもらう。
⑤正答した人に対してはポイントを与えることによって、正の強化を促す（1カ所正解につき1ポイント）。

実施上の留意点：

視覚障害のある方が参加する場合には実施すべきではない。

アレンジ法：

難易度を上げる場合⇧

・絵の異なる箇所を増やす。
・絵の提示時間を短くする。

難易度を下げる場合⇩

・絵の異なる箇所を減らす。
・絵の提示時間を長くする。

順番

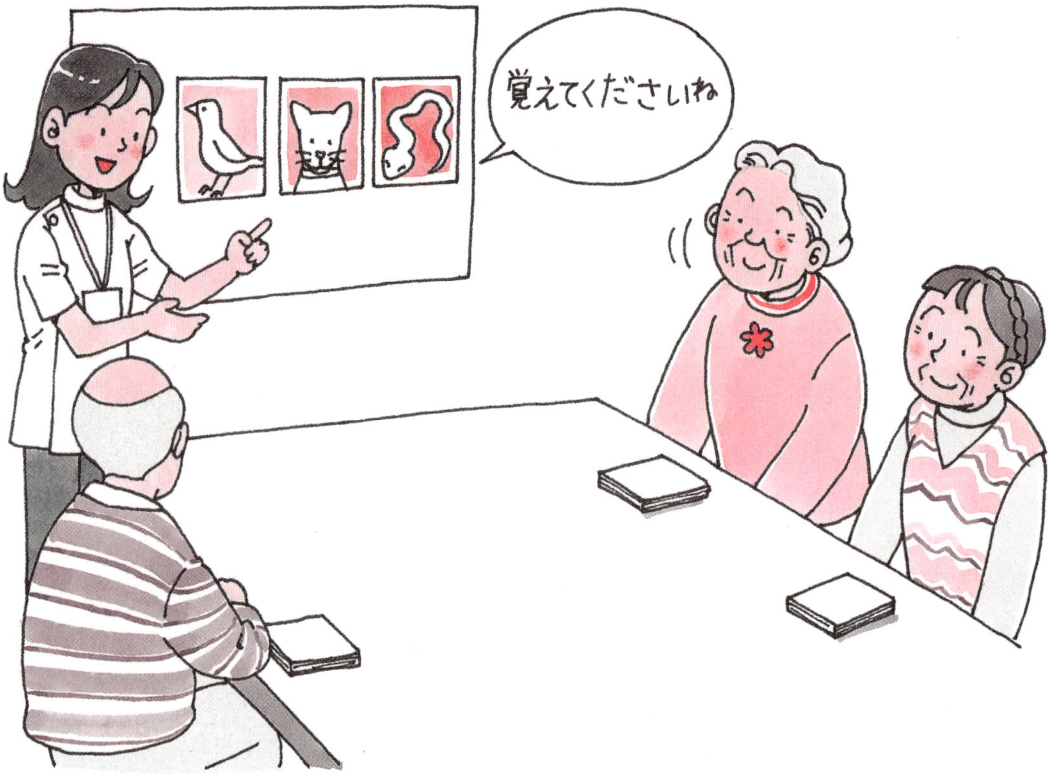

やや難

主目的：短期記憶障害

副目的：注意力持続の改善

人　数：2～10名程度

材料用具：動物の書いてあるカード6種類（参加者の人数分）、ホワイトボードに貼る大きめのカード1組、ポイント駒

進行方法：

教示　このカードを見てください。イヌ、ネコ、トリ、ライオン、ゾウ、ヘビですね。まずは、この中からイヌ、トリ、ヘビの3種類だけを使います。私がこの3種類の動物を、ある順番に左から並べます。それを10秒提示しますので、よく見て覚えてくださいね。そして隠した後、みなさんにも同じように左から並べていってもらいます。いいですか？

①司会者が、6種類の中から3種類の動物をホワイトボードに貼る。例：左からトリの絵、イヌの絵、ヘビの絵の順番、等

②参加者にも、6種類の動物絵カードを一組ずつ与える。

③10秒提示し、参加者に「覚えてくださいね」と声をかける。

④10秒後、絵を隠し、参加者に同じように絵カードを並べてもらう。

⑤正答した人に対してはポイントを与えることによって、正の強化を促す。

実施上の留意点：

視覚障害のある方が参加する場合には実施すべきではない。

アレンジ法：

難易度を変えない場合⇨

・ほかの種類の絵カードを使う。例：果物カード、野菜カード、等

難易度を上げる場合⇧

・枚数を増やす。

・提示時間を短くする。

難易度を下げる場合⇩

・枚数を減らす。

・提示時間を長くする。

数唱穴くい

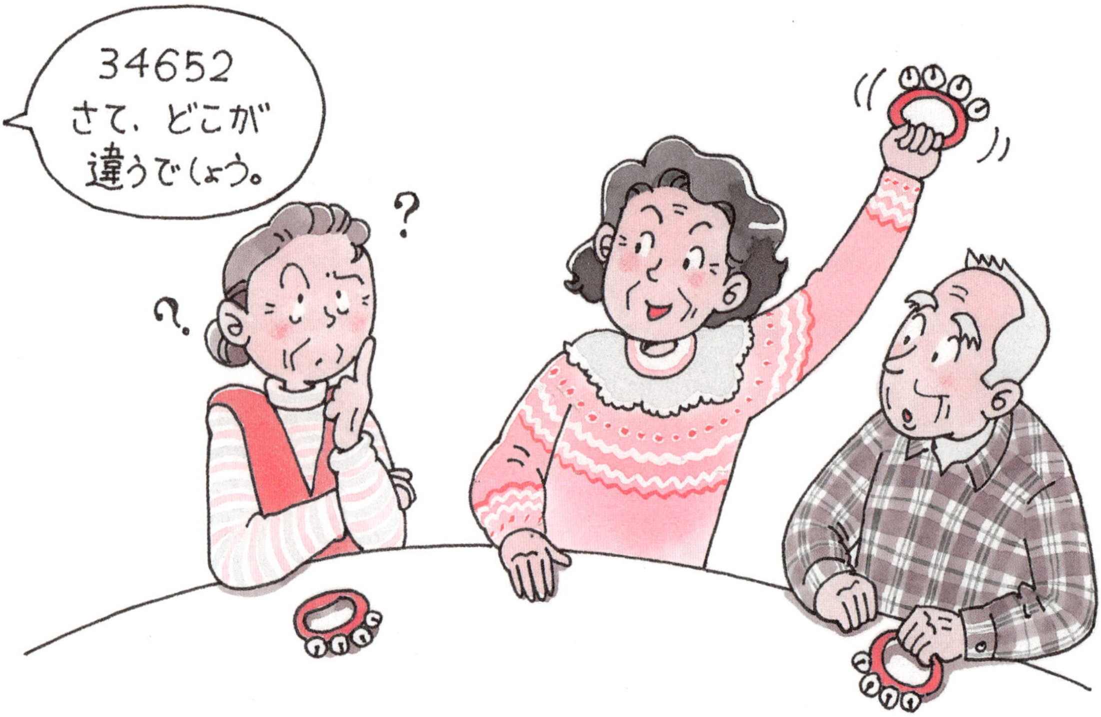

やや難

主目的：短期記憶障害の改善

副目的：注意力の改善

人　数：2～10名程度

材料用具：ホワイトボード、マジック（ホワイトボード用）、鈴×参加人数、ポイント駒

進行方法：

教示　これから、私が「３７６５２」と言います。それをみなさんで３回唱えてください（３回繰り返し言ってもらう）。その後、今言った数字のうち一カ所だけを違うように言います。例えば、３４６５２と言います（ホワイトボードに書く）。どこが違いますか？　７が４に変わりましたね。このように問題を出していきます。わかった方は鈴を鳴らして答えてください。いきますよ。

①司会者が数字（3桁～7桁まで段階を考える）を言う。

②参加者に3回言ってもらう。

③その後、司会者が1カ所だけ数字を変えて、言いながらホワイトボードへ書く。

④どこが違うかを答えてもらう（わかった方は鈴を鳴らす）。

⑤正答した人に対してはポイントを与えることによって、正の強化を促す。

実施上の留意点：

視覚障害・難聴のある方がおられる場合には、聴覚的な刺激を再度与える。

アレンジ法：

難易度を上げる場合⇧

・繰り返す回数を減らす。

難易度を下げる場合⇩

・繰り返す回数を増やす。

広告覚え

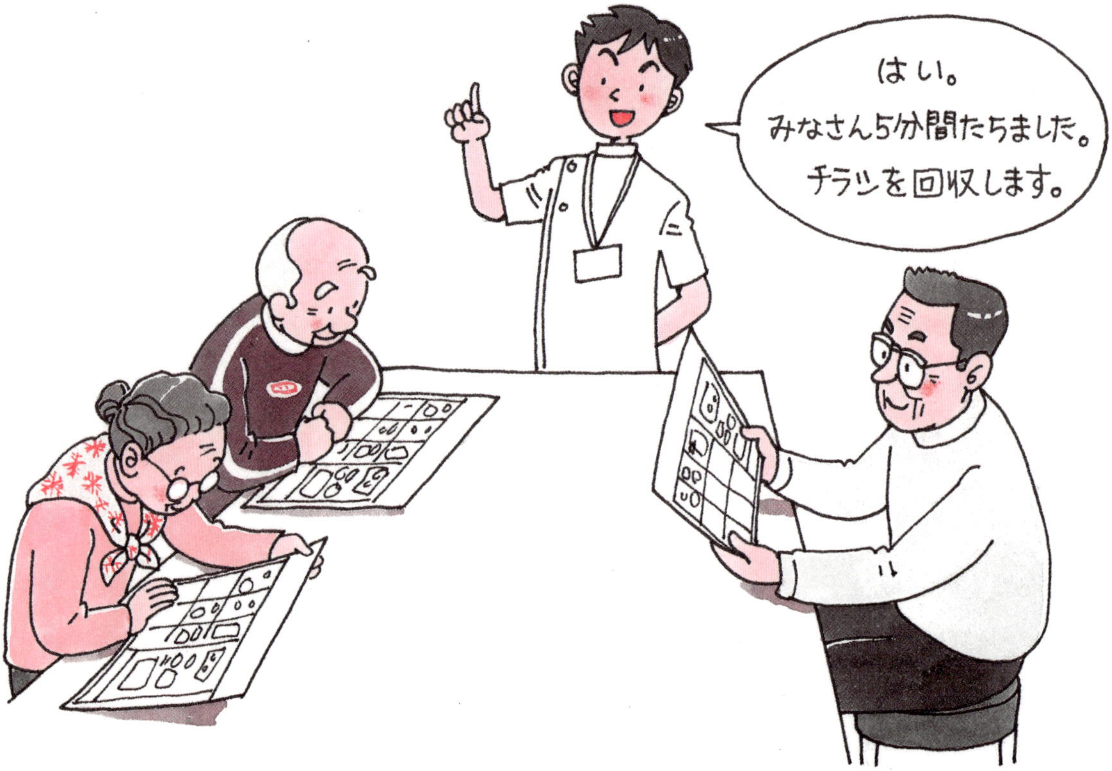

普通

主目的：短期記憶障害の改善

副目的：注意力持続の向上

人　数：2～10名程度

材料用具：スーパーのチラシ（参加人数分コピーを取る）、紙・鉛筆×参加人数、ポイント駒

進行方法：

教示　今から、みなさんにスーパーのチラシを配りますので、5分間、そのチラシにあるものと値段を覚えてください。5分たったらチラシを回収します。そして私が、「○○はいくらですか？」と言いますので、みなさんはその目の前にある紙に値段を書いてください。いちばん値段の近い人にポイントを上げます。

①白い紙と鉛筆を一人一人に配る。
②司会者が広告を参加者に配り、5分間覚えてもらう。
③5分間経過した後、広告を回収する。
④「○○はいくらですか？」と司会者が参加者に対して質問する。
⑤紙に値段を書いてもらう。
⑥正答した人またはいちばん値段が近い人に対しては、ポイントを与えることによって正の強化を促す。
⑦以上を繰り返す。

実施上の留意点：

視覚障害のある方が参加する場合には、広告を拡大コピーするなどの配慮をする。

アレンジ法：

難易度を上げる場合⇧

・広告を提示する時間を短くする。
・値段の種類が多い広告にする。

難易度を下げる場合⇩

・広告を提示する時間を長くする。
・値段の種類が少ない広告にする。

話芝居

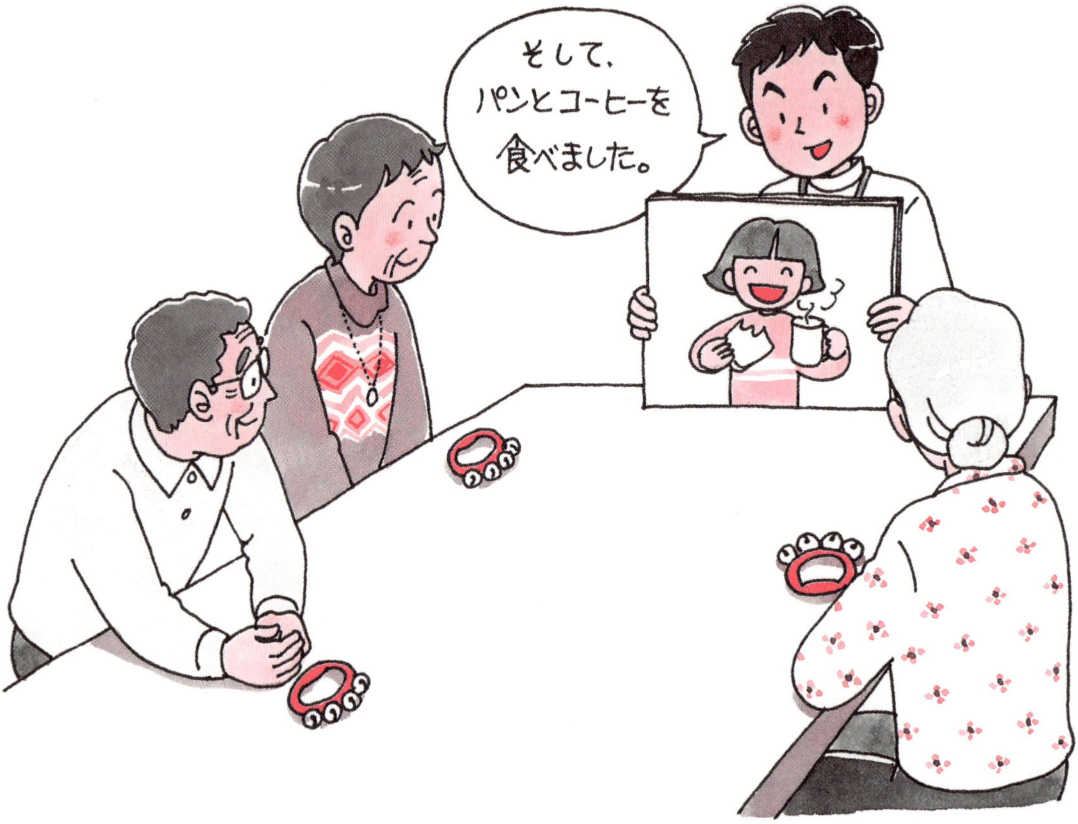

やや難

主目的：短期記憶障害の改善

副目的：聴覚的理解力の改善（短文〜複雑文レベル）

人　数：2〜10名程度

材料用具：簡単なストーリーの紙芝居6種類、鈴×参加人数、ポイント駒

進行方法：

教示　これから、紙芝居を行います。よ〜く聞いておいてください。後から質問をします。

①司会者が、簡単な内容の紙芝居を行う。例：1）弘君は朝7時に起きました、2）そして、食パンとコーヒーを食べました、3）友達と一緒に学校へ行きました、等

②司会者が紙芝居の内容に関する質問を行う。例：弘君は何時に起きましたか？、等

③わかった方には、鈴を鳴らして答えてもらう。

④一番早く正答した人に対してはポイントを与えることによって、正の強化を促す。

実施上の留意点：

視覚障害・難聴のある方がおられる場合には、聴覚的な刺激を再度与える等の配慮を行う。

アレンジ法：

難易度を上げる場合⇧

・長いストーリーにする。

難易度を下げる場合⇩

・短いストーリーにする。

指さしカード

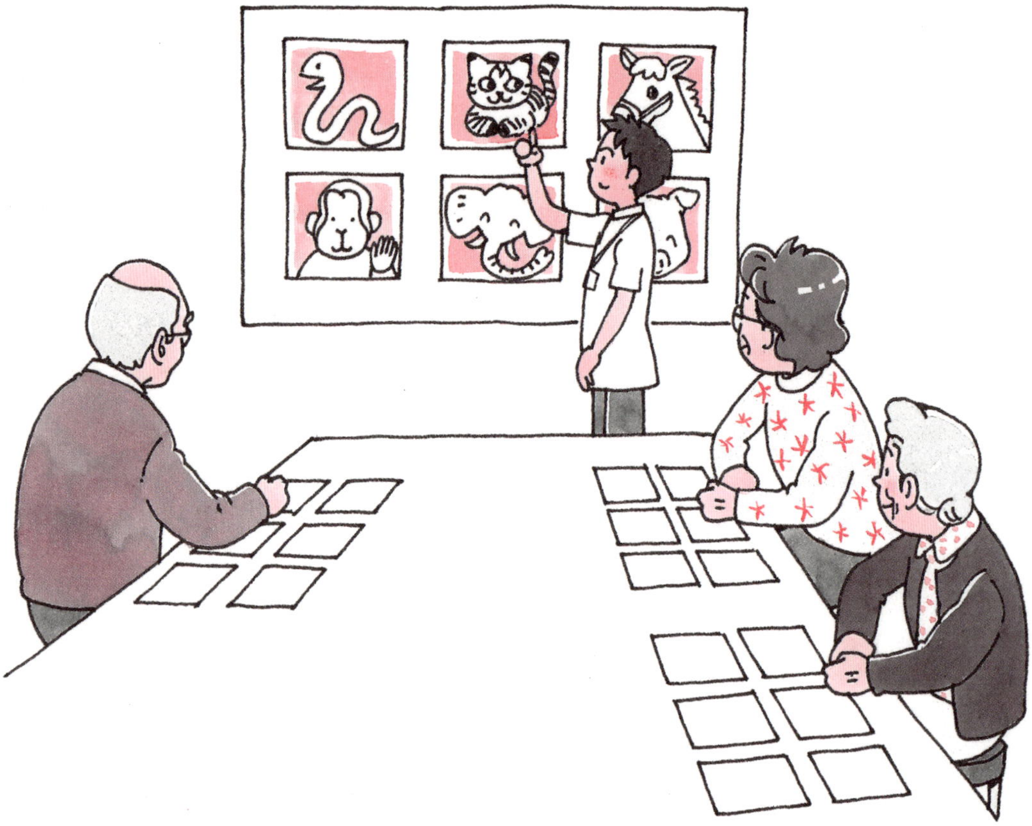

普通

主目的：短期記憶障害の改善

副目的：注意力持続の向上

人　数：2〜10名程度

材料用具：動物絵カード6種類（参加人数分）、拡大動物絵カード6種類、ポイント駒

進行方法：

教示　これから、指さしカードを行います。よ〜く見ておいてください。私がどの順番で指すか、見ていてください。いいですか？

①司会者が拡大絵カードを6枚、ホワイトボードに貼る。

②参加者の目の前に、同じようにカードを並べてもらう。

③司会者は2つの絵カードを指さす。例：イヌの絵カードを指し、その後、タヌキの絵カードを指す、等

④指した後「はい」と声をかけて、参加者にも同じ順番で指をさしてもらう。

⑤誤った人にはマイナスポイントを与えることによって、負の強化を促す。

⑥6つの絵カードから3つの絵カードを指す、4つの絵カードを指す、というように段階的に難しく設定する。

実施上の留意点：

視覚障害のある方がおられる場合には、聴覚的な刺激を与える等の配慮を行う。

アレンジ法：

難易度を変えない場合⇨

・動物ではなく、ほかのカテゴリー（野菜・果物、等）の絵カードを用いる。

難易度を上げる場合⇧

・指さすカードの枚数を増やす。例：8枚ホワイトボードに貼り、6枚を指さす

難易度を下げる場合⇩

・6枚の絵カードのカテゴリーを別々にする。例：リンゴ・ライオン・ジャガイモ・バス・椅子・テレビ、等

・司会者が名前を言いながら指し、参加者にもそれを復唱してもらう。そして、その後指す。

知人

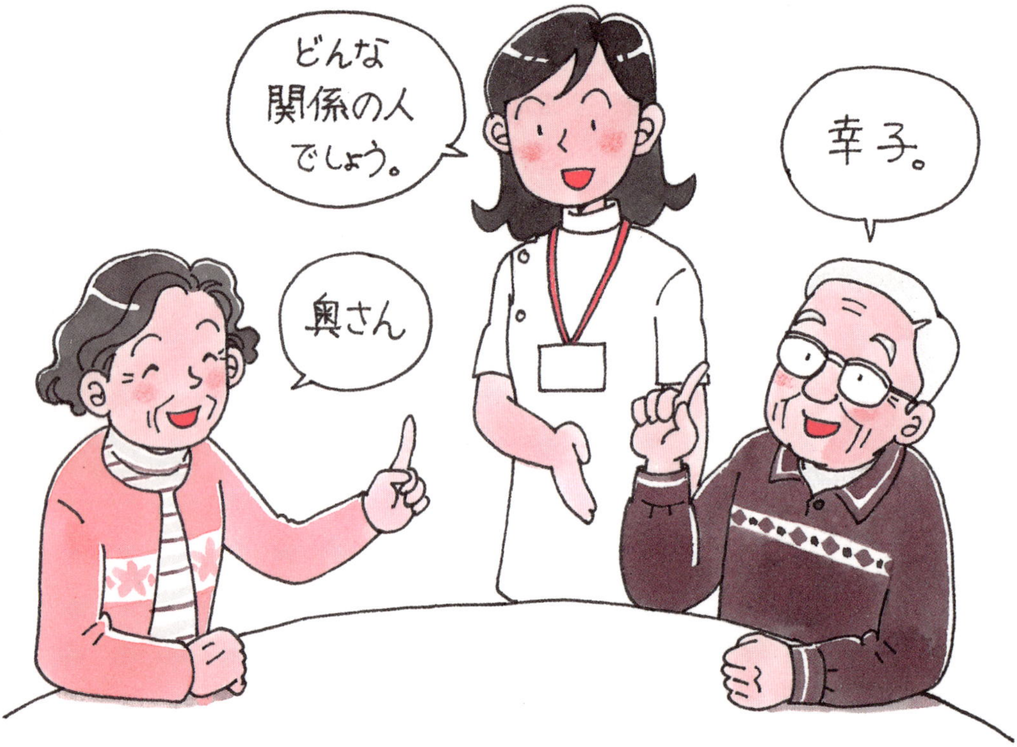

易

主目的： 長期記憶障害の改善

副目的： 語想起の改善

人　数： 2～6名程度

材料用具： ポイント駒

進行方法：

教示　これからみなさんにそれぞれ順番に、知人の名前を言ってもらいます。言うのは名前だけです。出題される方以外の方は、その方が出題された方とどのような関係か想像してください。例えば、母親、祖父、子供、友人、従兄弟などありますね。

①司会者は、最初の出題者に、思いついた名前だけを１人言ってもらうよう指示する。例：恵美、裕一、等

②そのほかの参加者に、その人との関係を想像して、どのような関係か、一つだけ順番に答えてもらう。

③一回りしたら、出題された方に答えを言ってもらう。

④正答された方にポイントを与えることによって、正の強化を促す。

⑤１人が終了したら次の方が出題する。以上を繰り返す。

実施上の留意点：

記憶障害が重度の方には事前に家庭環境などを司会者が調べて、出題するための学習を参加者としておく。

アレンジ法：

難易度を上げる場合⇧

・出題する名前を２名以上にする。

難易度を下げる場合⇩

・出題者に事前にそれぞれ学習してきてもらう。

以心伝心風物詩

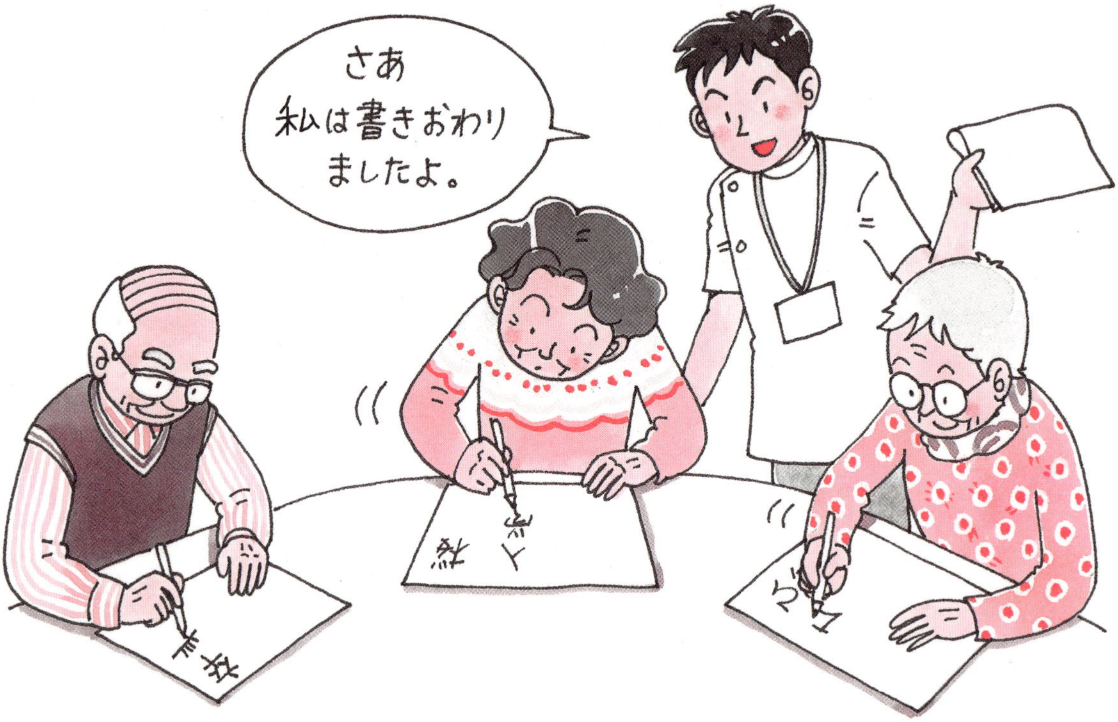

普通

主目的：長期記憶障害の改善

副目的：語想起の向上、書字能力の改善

人　数：２～10名程度

材料用具：紙・鉛筆×参加人数、ポイント駒

進行方法：

教示　これから、私が季節のお題を挙げます。みなさんは、それぞれ、その挙げた季節に関係することをできるだけたくさん思い出して、目の前にある紙に書いてください。私も紙に書きます。私の書いたものと同じものがあった人には、ポイントを差し上げます。

①司会者は、全員に紙と鉛筆を配布する。

②そしてお題を与える。例：春に関係あるものは何ですか？

③司会者も含めて全員で、思いついたものを紙に書く。

④時間設定をし、ある程度のところで終了させ、司会者が自分の書いたものを発表する。

⑤参加者に発表したものと同じものがあった場合には挙手させ、ポイントを与える。

実施上の留意点：

難聴の方が参加される場合は、視覚的な刺激を答え合わせのときなど同時に与える等の配慮を行う。

アレンジ法：

難易度を変えない場合⇨

・季節ではなく、ほかのカテゴリー（例：昭和など年代に）を使用する。

難易度を上げる場合⇧

・月別にする。

難易度を下げる場合⇩

・あらかじめ選択する項目をホワイトボードなどに挙げておく。

さわってな〜に？

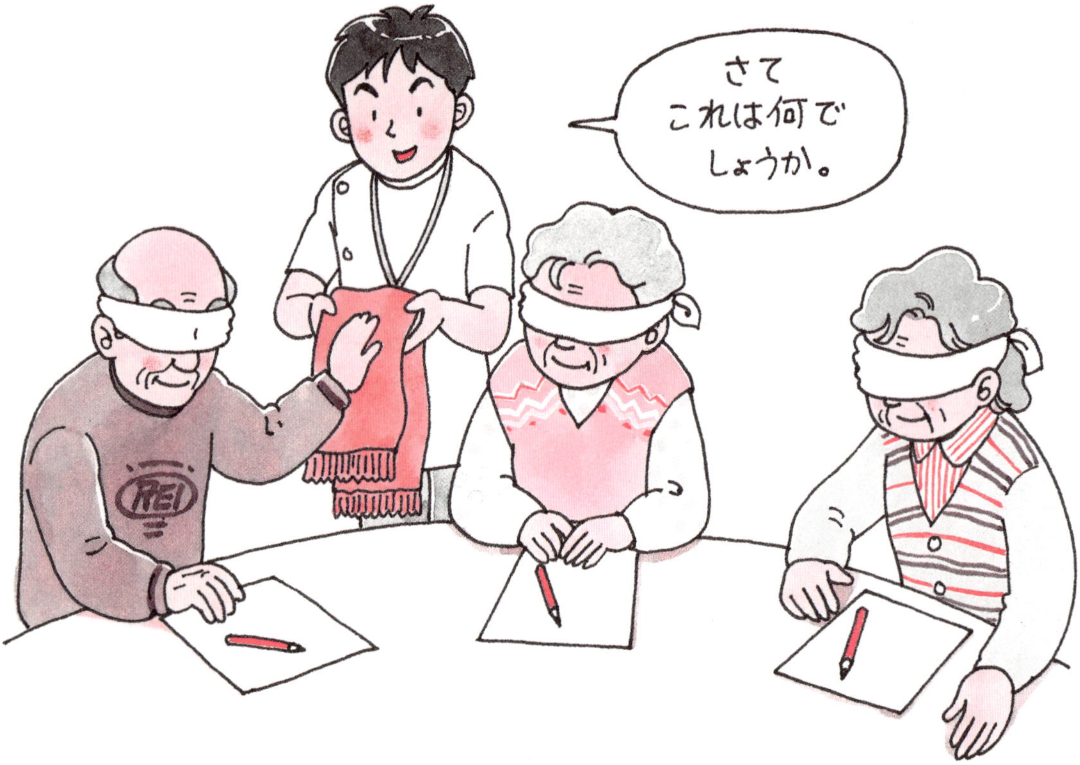

易

主目的： 短期記憶障害の改善

副目的： 注意力の向上

人　数： 3〜6名程度

材料用具： 様々な道具数種類（参加人数分以上）、目隠しタオル、紙・鉛筆×人数分、ポイント駒

進行方法：

教示　これから、みなさんに目隠しをしてもらいます。私が提示する物を、みなさんに同時に触ってもらいます。みなさん全員が触り終えましたら、1分後、私が「せーの」と言いますので、目隠しを取って、触った物の名前を紙に書いてください。

①司会者は、参加者の前に紙と鉛筆を置く。

②参加者全員に目隠しをしてもらう。

③司会者は、道具を一つずつ参加者に渡し、それを触ってもらう。

④参加者が触り終えたら、司会者は道具を元に戻す。

⑤一分後、司会者の「せ〜の」のかけ声と同時に参加者に目隠しをはずしてもらい、紙に触った物の名前を書いてもらう。

⑥正答した方には、正の強化としてポイントを与える。

実施上の留意点：

感覚障害のある方には、その障害の軽いほうの手で触っていただくなどの配慮を行う。

アレンジ法：

難易度を上げる場合⇧

・覚えておく道具（触る道具）を増やす。

・答えを書くまでの時間を長くする。

難易度を下げる場合⇩

・答えるまでの時間を短くする。

・書くのではなく、数枚のカードから答えを選択してもらう。

一緒

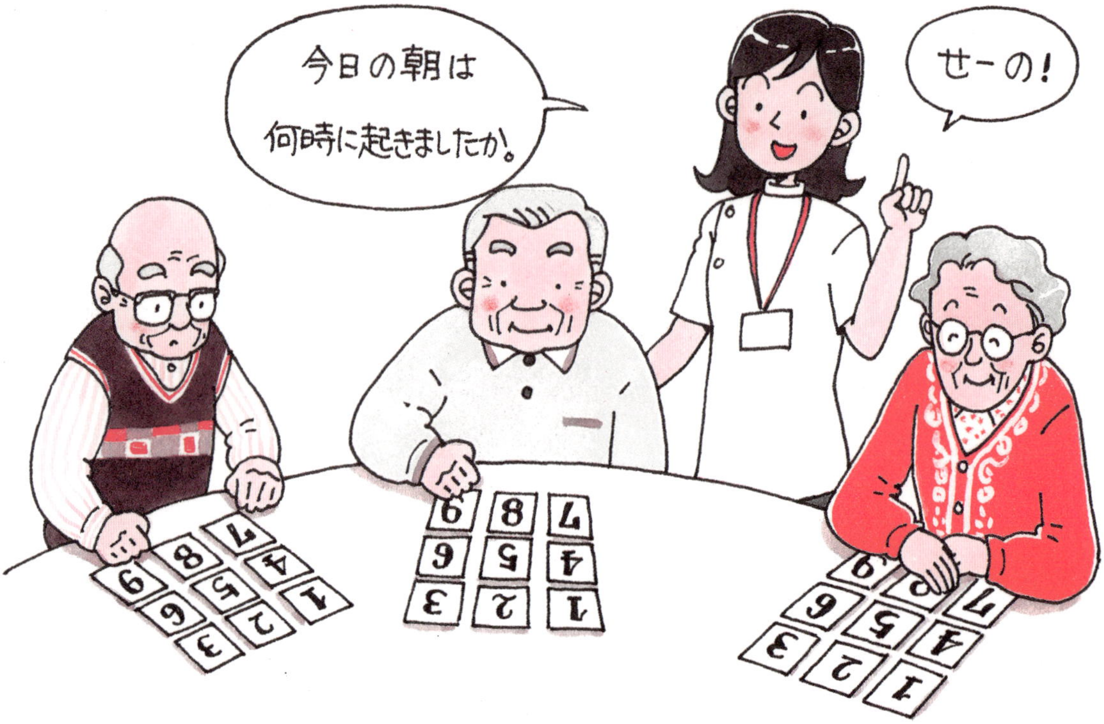

易

主目的：短期記憶障害の改善

副目的：聴覚的理解力の向上（単語～短文レベル）、数字概念形成

人　数：2～10名程度

材料用具：数字カード（1～20位）×参加人数、ポイント駒

進行方法：

教示　これから、私がみなさんに質問します。その質問に当てはまる答えの数字を、みなさんは前にあるカードから選んで、私の「せーの」という合図で指さししてください。選択した数字がほかの誰かと同じであれば、ポイントを与えます。しかし、2名の方が同じ数字を選択し、別の3名が同じ数字を選択していた場合は、3名の方が多いので、その方々にポイントを与えます。

①司会者は、参加者の目の前に、数字カードをそれぞれ順番に並べる。

②並べ終えたら、司会者は数字にちなんだ質問をする。例：何時に起きたか？、何月生まれか？、何人兄弟か？、今何時頃か？、等

③答えを、司会者の「せーの」の合図で、参加者に同時に指さしさせる。

④答えの同じ人がいればポイントを与える。

⑤ラッキー数字カードを司会者が用意しておき、最後に、その数字と同じ数字を選んだ方にはボーナスポイントを与える、等すればゲーム性が高まる。

実施上の留意点：

難聴のある方がおられる場合には、視覚的な刺激を与える等の配慮を行う。

アレンジ法：

難易度を上げる場合⇧

・質問を複数実施する。

難易度を下げる場合⇩

・選択数字カードの枚数を減らす。

新聞穴くい

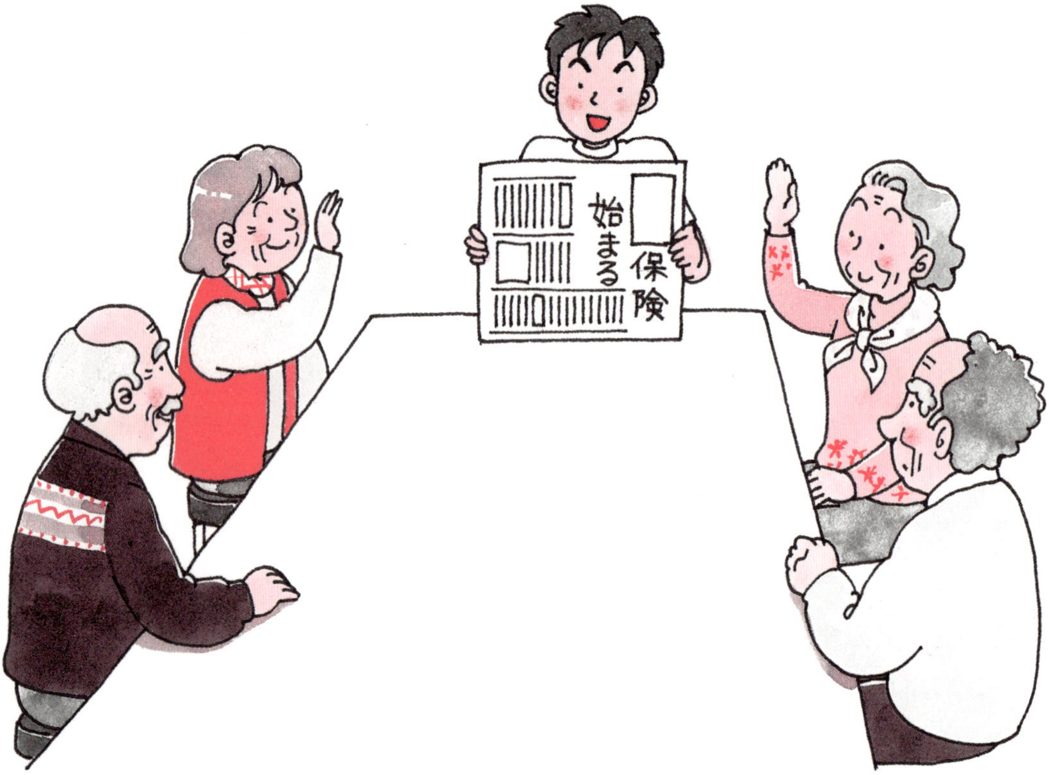

普通

主目的： 記憶障害の改善
副目的： 語想起能力改善
人　数： 2名以上～
材料用具： 拡大した過去の新聞記事を数種類、ポイント駒
進行方法：

教示　これからお見せする新聞には、空白の部分があります。この部分の言葉を考えてみましょう。

①司会者は、新聞を見せ記事を読む。その後、見出しの空白をさしながら、「ここの部分は何という言葉が入るでしょうか」と指示を出す。
②正答した人に、正の強化としてポイントを与える。

実施上の留意点：
難聴の方が含まれる場合は、司会者が再度刺激を与える等の配慮をする。

アレンジ法：
難易度を上げる場合⇧
・空白の部分を増やす。

まぜパズル

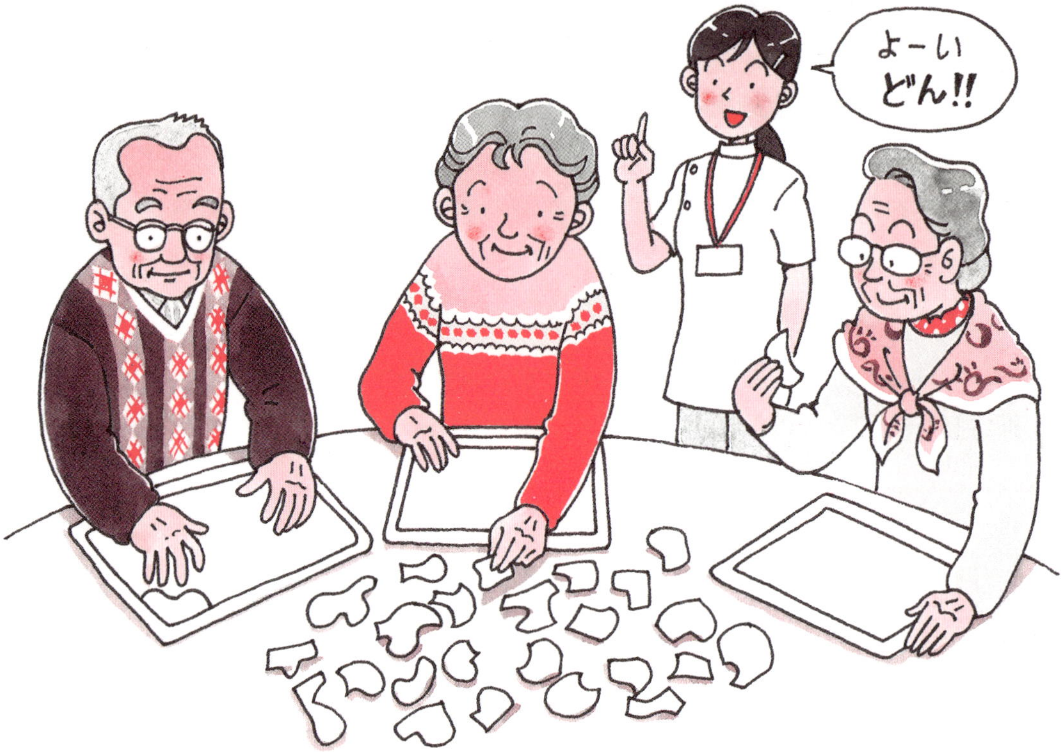

普通～やや難

主目的：構成障害の改善

副目的：注意力持続の改善

人　数：2名以上～

材料用具：10ピース位のパズル×参加人数

進行方法：

教示　みなさんの前に、パズルがバラバラに置かれています。ただし、それは何セットか別のパズルを混ぜたものですので、みなさんはそれぞれ元の形にしてください。

①司会者はまず、パズルの数セットをバラバラにし、ピースを参加者の前にランダムに置く。

②そして、参加者個々にパズルの台紙を配る。

③「よーいどん」の司会者の合図で始める。

④早く作り上げた方の勝ちとすることで、正の強化を促す。

実施上の留意点：

パズルのピース数は同じ物を使用する。

アレンジ法：

難易度を上げる場合⇧

・ピース数の多いパズルを使用する。

・参加者の数よりパズルを余分に1個混ぜる。

難易度を下げる場合⇩

・ピース数の少ないパズルを使用する。

・2人1組にしたりなど、グループ対抗にする。

リレーパズル

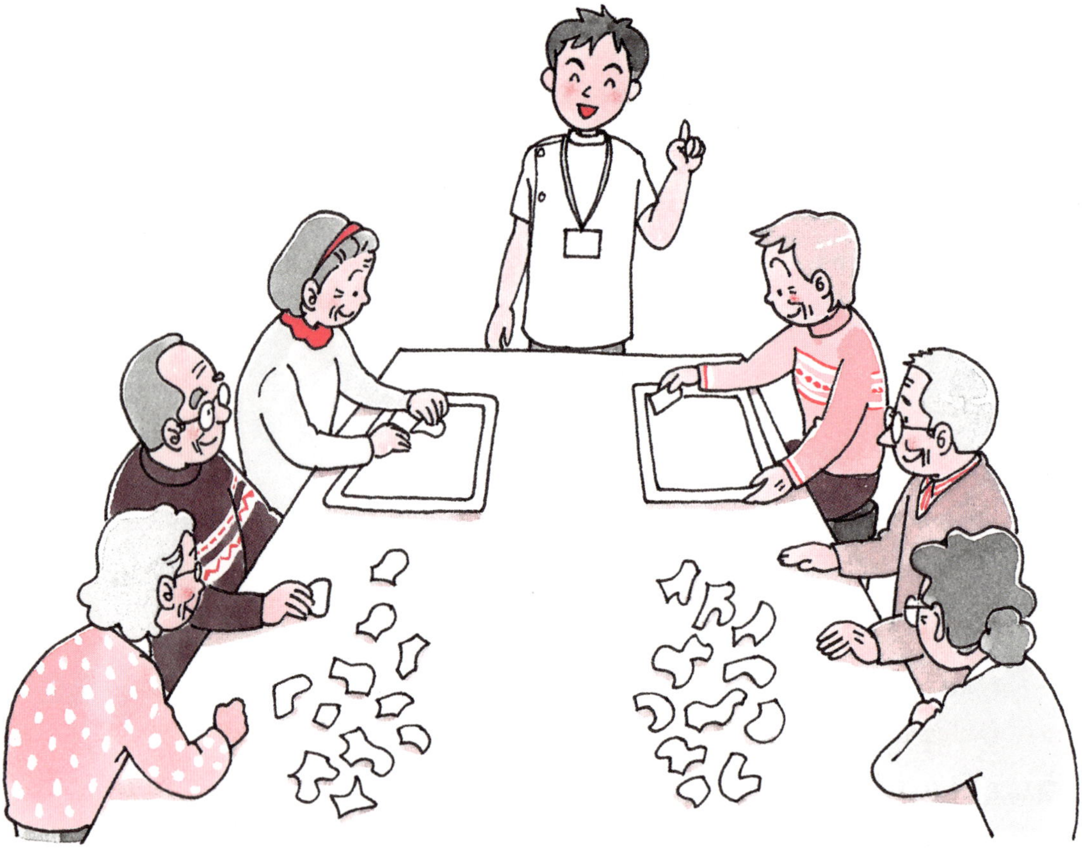

普通

主目的：構成障害の改善

副目的：注意力持続の向上

人　数：10名位（4名以上でも可能、偶数人数）

材料用具：10ピース位のパズル×2

進行方法：

教示　みなさん1人1人に、パズルのピースを2個ずつ配ります。それを順番に台紙に入れていき、パズルを完成させてください。

①司会者はまず、参加者をAチームとBチームに分ける。そして、参加者個々にパズルのピースを2枚ずつ配る（配る枚数は、参加者の数やパズルのピース数によって適宜変える）。

②「よーいどん」の司会者の合図で始める。

③最初の人が2枚入れたら次の人に回す。順に回していき、どちらのチームが速くパズルを完成させるかで勝敗を決めることで、正の強化を促す。

実施上の留意点：

両チームのパズルの難易度は同じ程度のものを使用する。

アレンジ法：

難易度を変えない場合⇨

・参加者が少ない場合は1チーム編成にし、タイムレースにする。

難易度を上げる場合⇧

・ピース数の多いパズルを使用する。

難易度を下げる場合⇩

・ピース数の少ないパズルを使用する。

広告再生

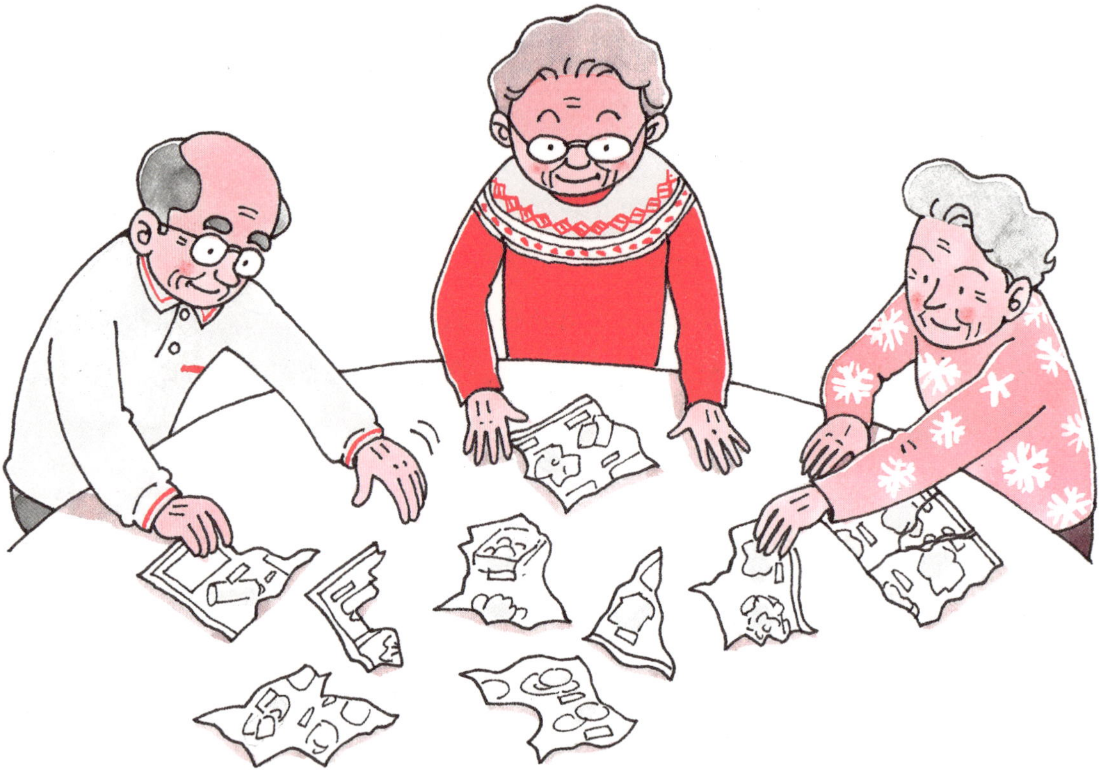

普通

主目的：構成障害の改善

副目的：注意力持続の改善

人　数：2名以上～

材料用具：新聞についてくる広告紙

進行方法：

教示　これから私が、広告をそれぞれ4枚ずつに破きます。みなさんは、それを元どおりにしてください。たくさん元どおりにした数の多い方を優勝とします。

①司会者はまず、適当な枚数の広告紙を1枚が4ツ切になるようバラバラにする。

②それを混ぜて参加者の前に置く。

③「よーいどん」の司会者の合図で始める。

④作り上げた数の多い方の勝ちとするによって、正の強化を促す。

実施上の留意点：

見やすい広告を選択する。

アレンジ法：

難易度を上げる場合⇧

・広告紙を6ツ切にする。

・広告紙の枚数を増やす。

難易度を下げる場合⇩

・広告紙を2ツ切にする。

・広告紙の枚数を減らす。

・グループ対抗にする。

・破き方を1枚ずつ変える。

画用紙

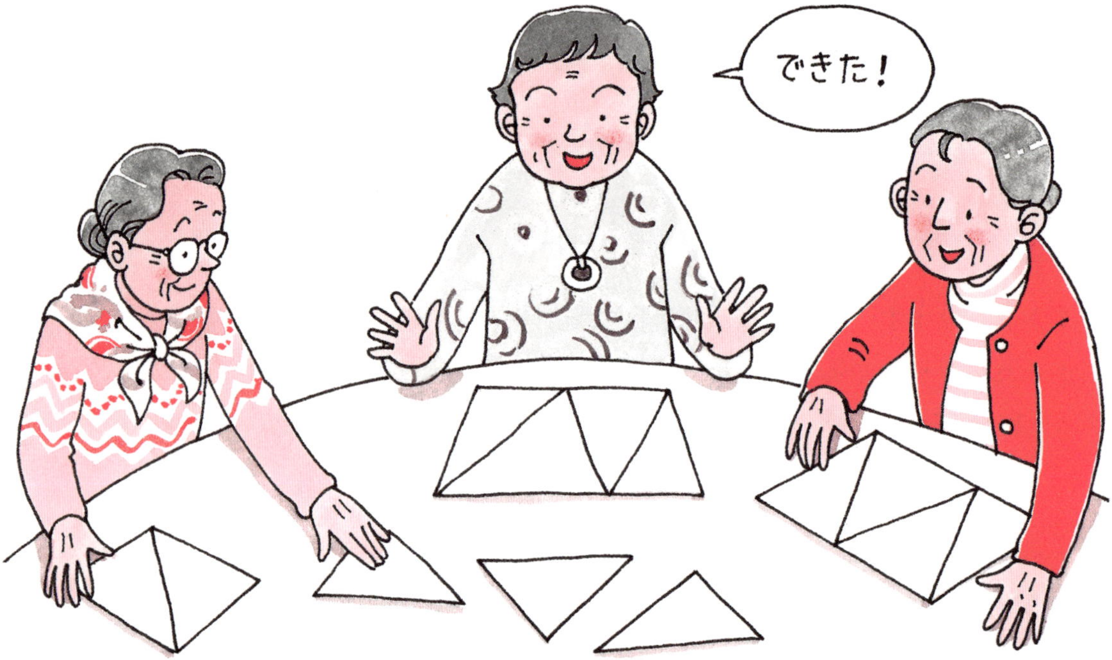

やや難

主目的：構成障害の改善

副目的：注意力持続の向上

人　数：２名以上〜

材料用具：画用紙×参加者分

進行方法：

教示　これから私が、４枚に切られた三角形をみなさんに配ります。みなさんは、それを元どおりに長方形にしてください。速い方が優勝となります。

①司会者はまず、画用紙を三角形が４枚できるように切る。

②それを１セットとして、参加者の前にそれぞれ置く。

③参加者に、元どおりの画用紙にするよう指示する。

④「よーいどん」の司会者の合図で始める。

⑤いちばん最初に作り上げた方の勝ちとすることで、正の強化を促す。

実施上の留意点：

白で見にくい訴えのある方には色画用紙を使用する。

アレンジ法：

難易度を上げる場合⇧

・画用紙を６ツ切の三角形にする。

難易度を下げる場合⇩

・画用紙を３ツ切の三角形にする。

・グループ対抗にする。

ザ・つみき

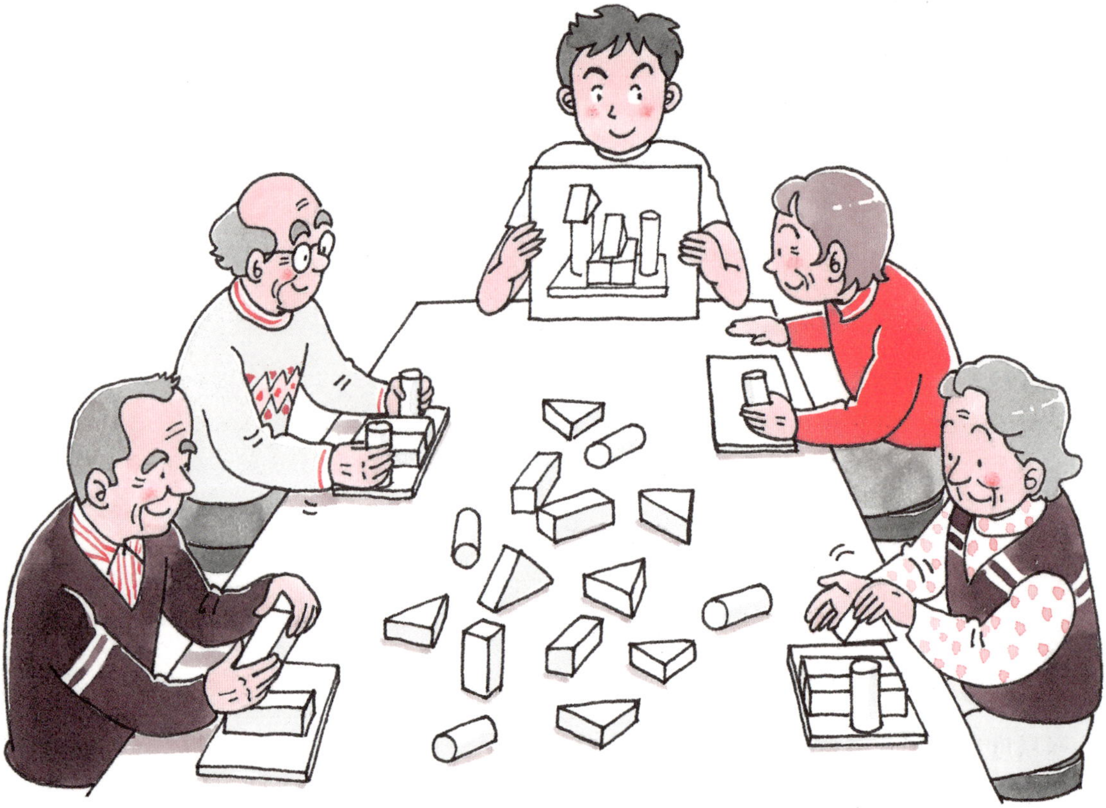

やや難

主目的： 構成障害の改善

副目的： 注意力持続の向上

人　数： 3名以上～

材料用具： 幼児教育等で使用される積み木×参加人数、積み木構成を撮った写真カード10枚前後

進行方法：

教示　みなさんにこれから写真を見せますので、前にある積み木を使って、その写真どおりに作ってください。

①司会者はまず、積み木を机の上にバラバラに置く。

②そして、積み木で作った構造物の写真を提示する（写真は、事前に積み木で作ったものを撮っておく）。

③「よーいどん」の司会者の合図で作成を始める。

④早く作り上げた方の勝ちとすることで、正の強化を促す。

実施上の留意点：

麻痺の方が参加された場合、片手で作成可能なものにする。

アレンジ法：

難易度を上げる場合⇧

・使用する積み木が多い課題にする。

難易度を下げる場合⇩

・使用する積み木が少ない課題にする。

・２人１組等、グループ対抗にする。

・提示する写真に、別の角度から撮ったものを加える等して増やす。

どこ？

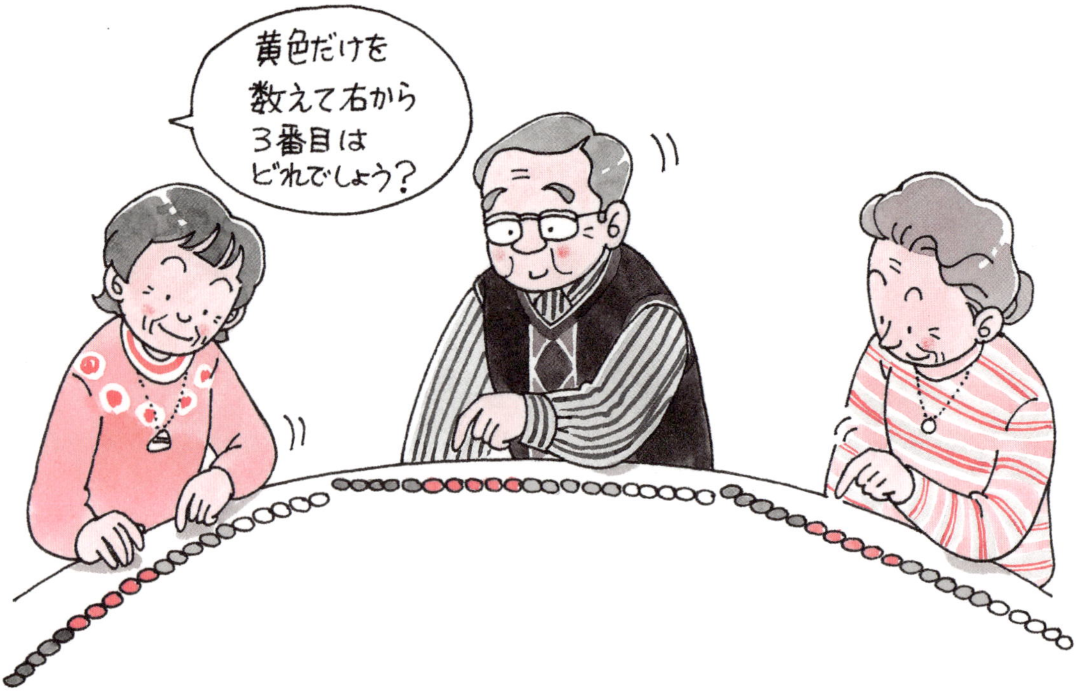

普通

主目的：半側空間無視の改善

副目的：聴覚的理解力の向上（短文レベル）、注意力向上

人　数：2名以上～

材料用具：20個のおはじき（緑・赤・青・黄）×参加人数、ポイント駒

進行方法：

教示　みなさんの前に、おはじきが横一列に置かれています。私がこれから指示を出しますので、そのおはじきを指さしてください。

①司会者は、まず参加者の前にそれぞれ、おはじきを右から緑5個・赤5個・青5個・黄5個、連続して計20個、横一列に並べる。

②そして、司会者は指示を出す。例：右から5番目はどれ？、黄色だけを数えて右から3番目はどれ？、等

③正の強化として、正解者にはポイントを与える。

実施上の留意点：

難聴のある方が参加される場合は、大きい声で指示を出す。

アレンジ法：

難易度を上げる場合⇧

・ランダムに並べる（指示は「黄色をぜんぶ指さしてください」、等）。

難易度を下げる場合⇩

・おはじきの数を減らす。

ボールまわし

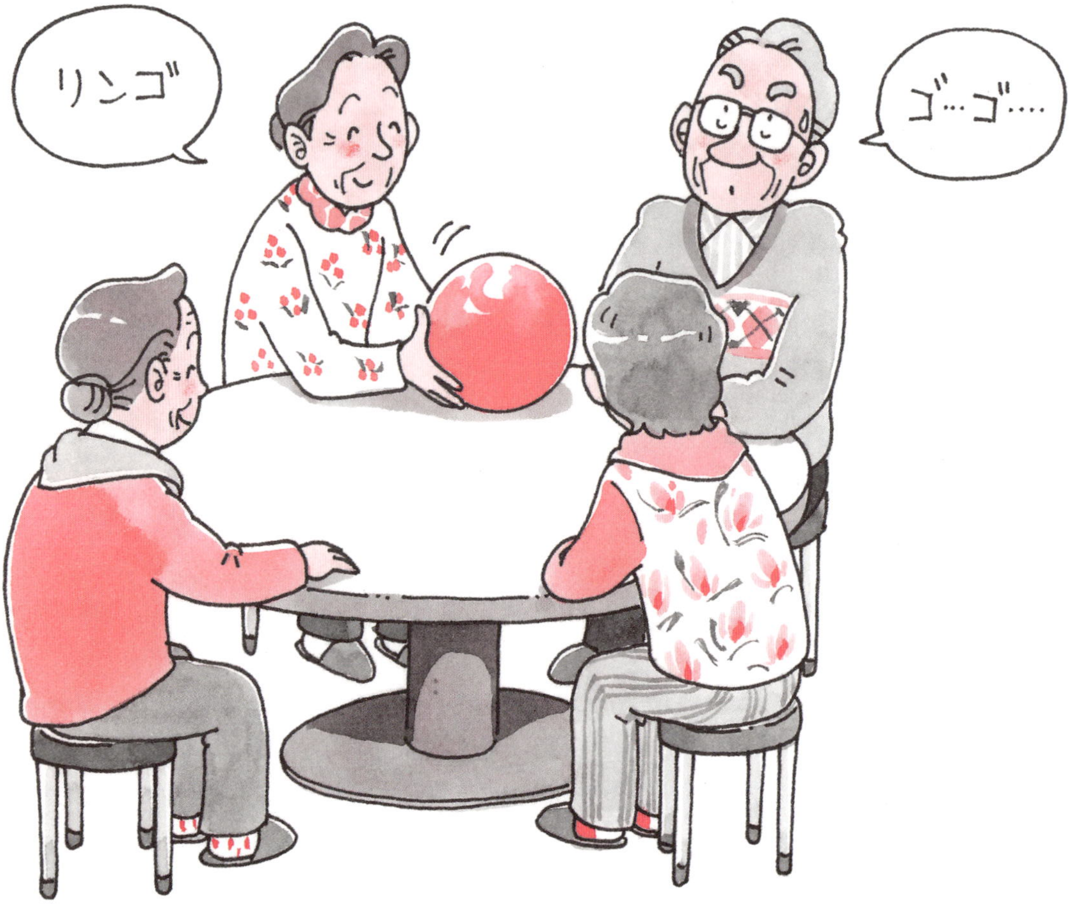

普通

主目的：半側空間無視の改善

副目的：注意力持続の向上

人　数：4名以上

材料用具：ボール（ビーチボール、テニスボール、風船等）、ストップウォッチ

進行方法：

教示　これからボール回しをします。ただし左側の方に渡し、かつしりとりをしながら回してください。5回、回すのにかかった時間を計りますので、なるべく速く回してください。

①司会者はまず、参加者を円になるように並ばせる。

②ボールを渡し、しりとりをしながら回すよう説明する。

③グループで5回、回し終えるのに何分かかるかを計ることを告げる。参加人数に合わせて制限時間を設定する（例：4人＝5分間、等）。

④「よーいどん」の司会者の合図で始める。

⑤5回、回すのにかかった時間を計測し、参加者に報告する。あらかじめ設定しておいた時間よりも早かった場合は、プラスポイントを与えることによって正の強化を促す。

実施上の留意点：

健側の手指機能の状況により、ボール選択を考慮する。

アレンジ法：

難易度を変えない場合⇨

・参加者が多い場合はグループ対抗にする。

・時間を計測せず、しりとりで間違った場合や右側に回した参加者に、マイナスポイント（負の強化）を与えるとする。

難易度を上げる場合⇧

・回すボールを2個にする。

難易度を下げる場合⇩

・しりとりを止めて、回すことだけに注意させる。

まめリレー

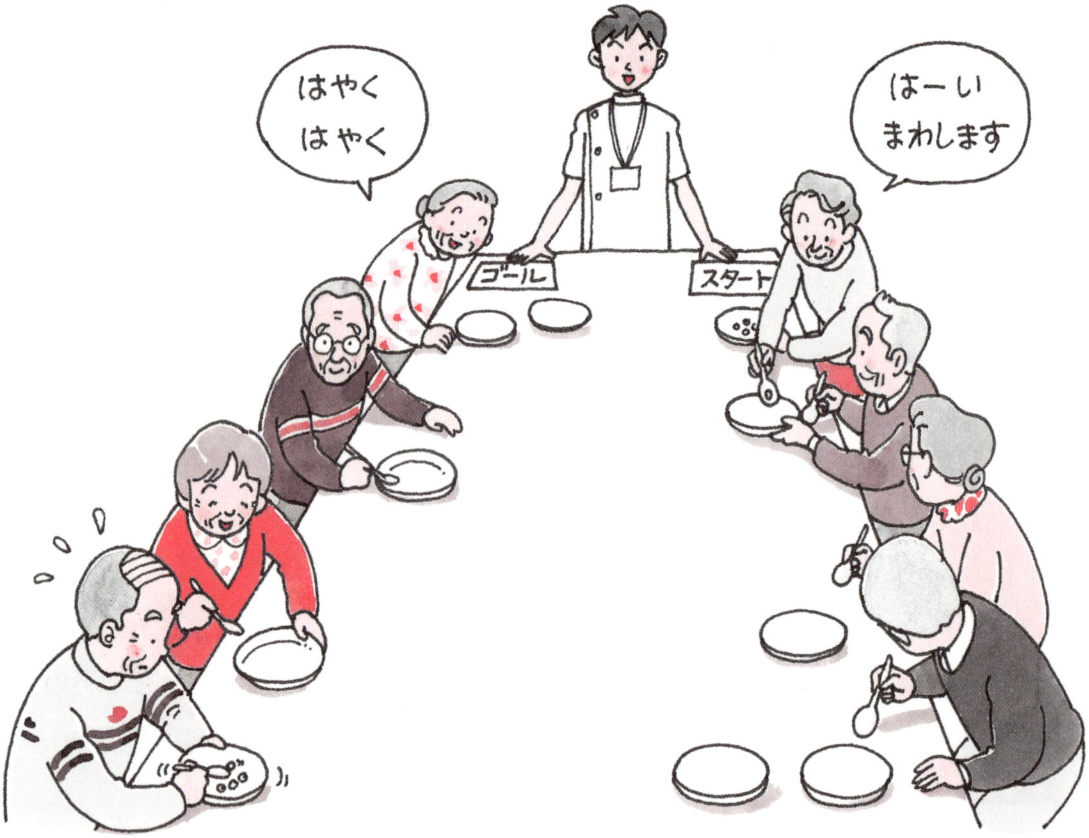

普通

主目的： 半側空間無視の改善

副目的： 注意力持続の向上

人　数： 6名以上～（偶数人数）

材料用具： 皿×参加人数＋2枚、スプーン×参加人数、豆（大豆等）6～10個（偶数個）

進行方法：

教示　これから、最初の皿に入っている豆を順番に、右から左へリレーしてもらいます。ただし、豆は1個ずつすくい、次の皿に移して、次の人はその皿から豆をすくいます。必ず1個を最後までリレーして、最後の皿に入れてから2個目を始めます。早く豆を、最後の皿に移したチームが勝ちです。

①司会者はまず、参加者を2チームに分ける。そして、それぞれの前に皿を置く。ただし、チームの最後の参加者の前に皿を置いた後、もう一枚、その参加者の横に皿を置く。

②それぞれのチームの先頭の皿に、豆を3個ずつ置く（4～5個でもよい）。

③「よーいどん」の司会者の合図で、最初の参加者は右から左に豆を回す。

④順番に回し、3個の豆が早くなくなったチームを勝ちとする。

実施上の留意点：

半側空間無視が重度の方の場合は、皿の場所を言語刺激で与えたり、皿の場所をその都度、確認させたりする。

アレンジ法：

難易度を上げる場合⇧

・豆の数を増やす。

・皿を増やす（一人2枚ずつにする）。

難易度を下げる場合⇩

・豆を大きいものにする。

・スプーンを大きいものにする。

yes-noあみだくじ

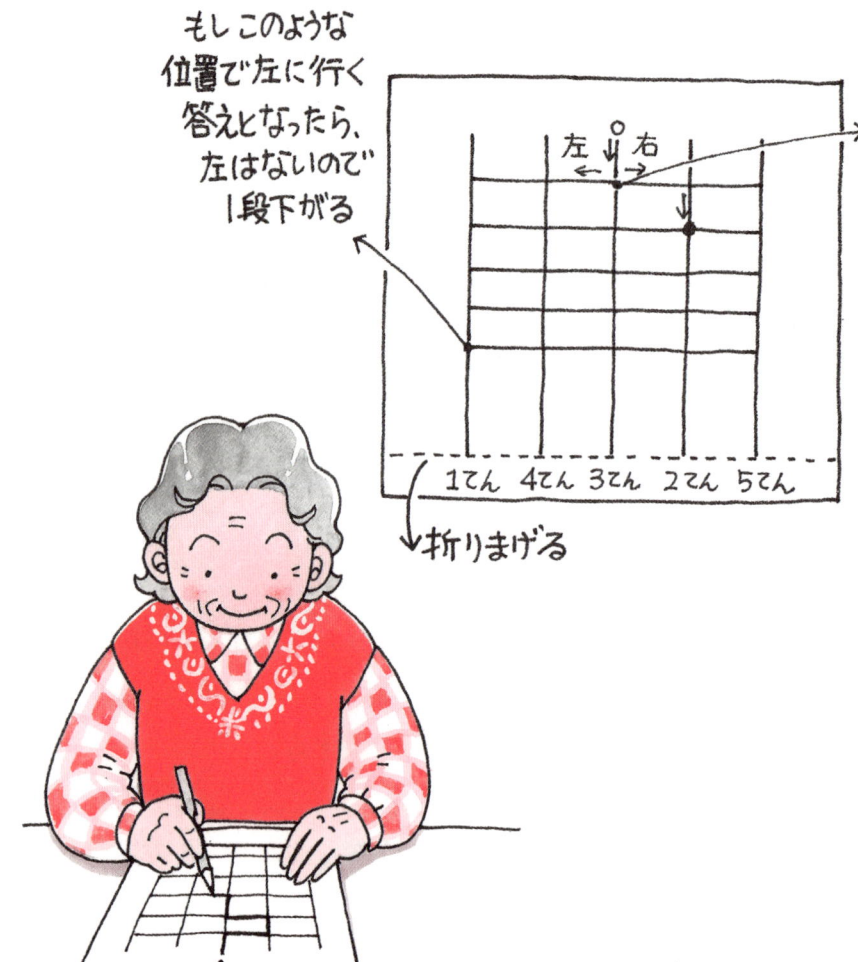

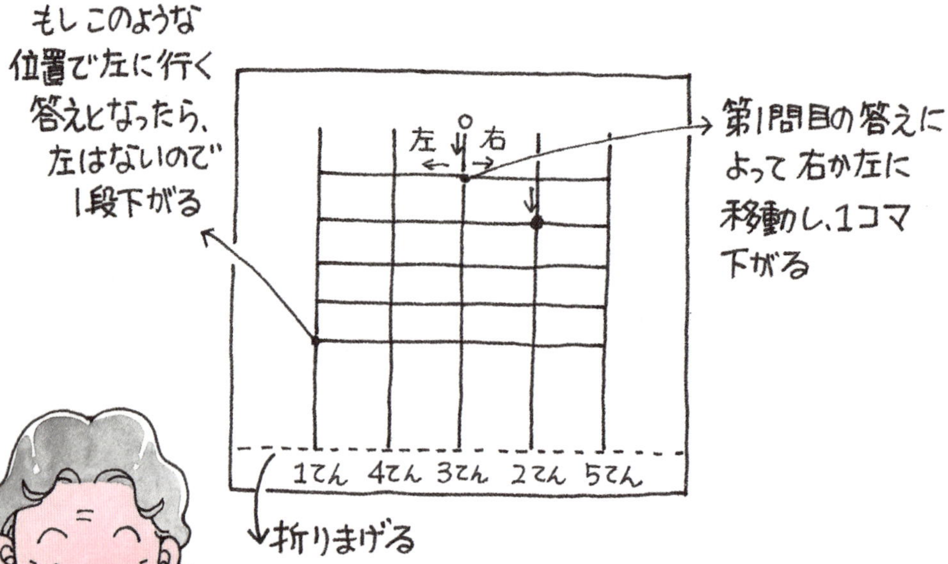
もしこのような
位置で左に行く
答えとなったら、
左はないので
1段下がる
左
右
第1問目の答えに
よって右か左に
移動し、1コマ
下がる
1てん 4てん 3てん 2てん 5てん
折りまげる

易

主目的： 半側空間無視の改善
副目的： 注意力持続の向上
人　数： 2名以上～
材料用具： あみだくじ（上の絵参照）、鉛筆×参加人数
進行方法：

教示　これから、あみだくじをやってもらいますが、私が指示したとおりに進んでください。例えば、青と赤でどちらが好きですか？　青でしたら右、赤でしたら左、というように指示を出します。順に進めていくと最後に点数が書かれていますので、いちばん点数の大きい人が優勝です。

①司会者はまず、参加者にあみだくじを配布する。
②二者択一の質問（例：青と赤でどちらが好きですか？）をし、それぞれの答えに対して、どちらへ行くか指示を出す。
③質問を続け、最後にあみだがとぎれたところまで全員が到達したら、隠してあるところを開いてもらう。そこに書いてある点数が、それぞれの点数となる。

実施上の留意点：
半側空間無視が重度の方の場合は、動かす場合、その都度、左右を確認させる。

アレンジ法：
難易度を変えない場合⇨
・点数の代わりに罰ゲームなどを入れてもよい。

まる数字

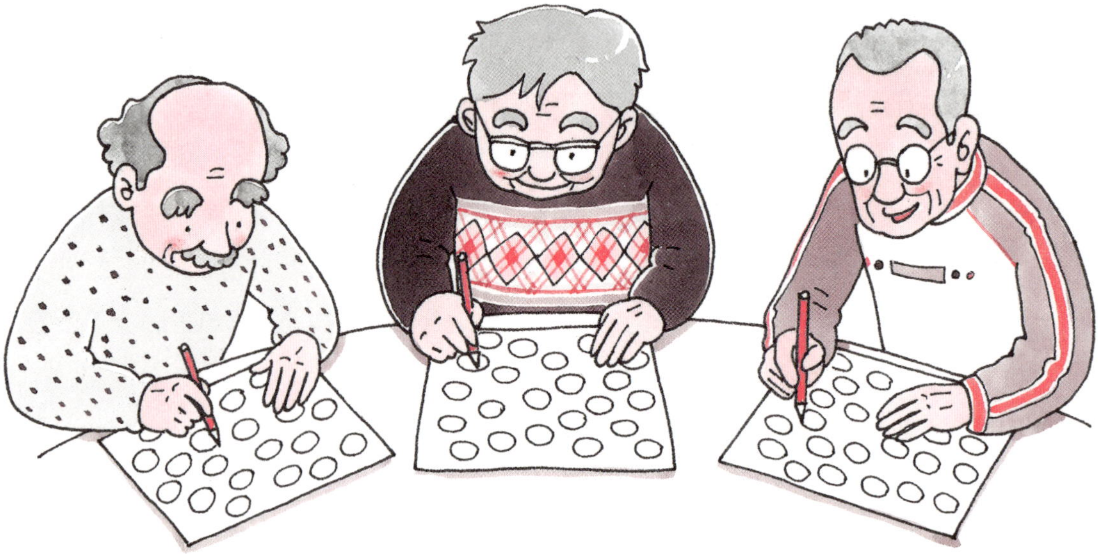

普通

主目的：半側空間無視の改善

副目的：注意力持続の向上

人　数：２名以上～

材料用具："丸"が20個ランダムに書いてある紙・鉛筆×参加人数

進行方法：

教示　みなさんの前に、"丸"が20個書いてある紙があります。それをみなさんは、できるだけ早く、1から順番に数字を入れて埋めてください。早く埋めた方が優勝です。

①司会者はまず、"丸"が20個書かれた紙を配布する。

②参加者に数字を書いてもらい、埋めてもらうよう指示する。

③早く埋めてしまった方が勝ちとすることによって、正の強化を促す。

実施上の留意点：

半側空間無視が重度の方の場合は、"丸"の場所を言語刺激で与える。

アレンジ法：

難易度を上げる場合⇧

・形（例：三角、四角）を増やし、指示された形だけに数字を書くようにする。

・"丸"の数を増やす。

・20から逆順に埋めてもらう。

難易度を下げる場合⇩

・"丸"の数を減らす。

左文字

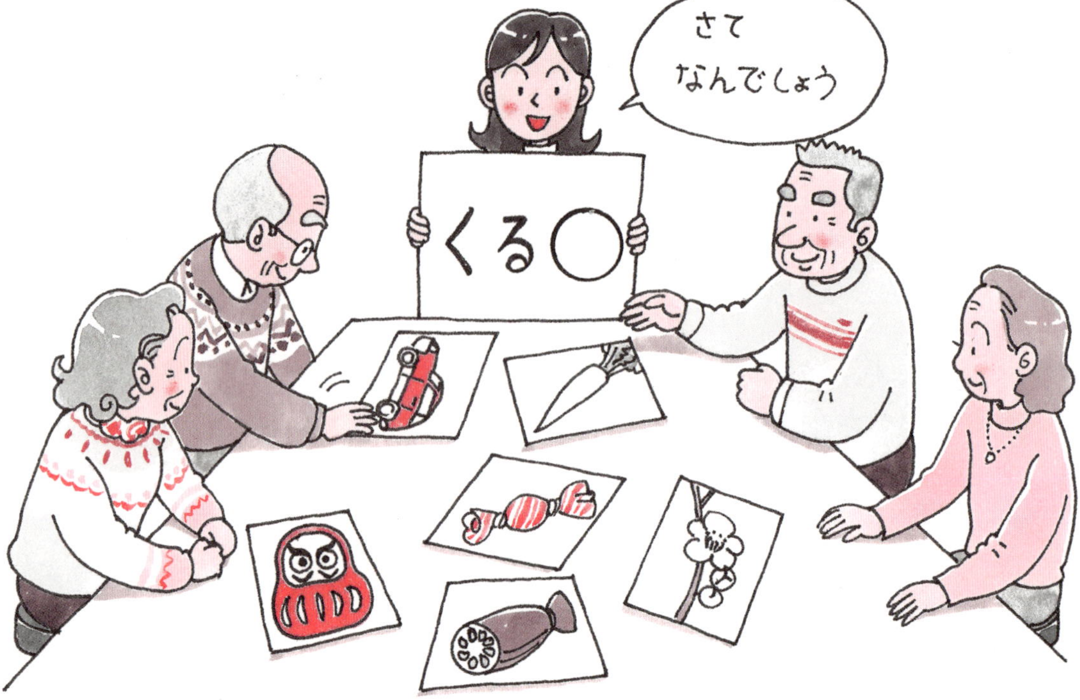

主目的： 半側空間無視の改善

副目的： 注意力持続の向上、語想起能力の改善

人　数： 2名以上～

材料用具： 仮名2文字～4文字で構成され、左側の文字が異なる単語を横書きに書いた文字カード（例：くるま・だるま、あめ・うめ、ダイコン・レンコン、等）を2枚で1セットとし、それを10セット程度（さらに単語の最後の部分を○と空白にしておく、例：くる○・だる○、等）、文字カードに対応した絵カード

進行方法：

教示　みなさんに今から文字カードをお見せします（文字カードを見せながら）。右側の文字が○となっています。まず、この○の部分を、左側の残りの文字から予測して単語を作り、目の前に並べてある絵カードから、この文字カードに対応するものを選んでください。

普通

①司会者は、テーブルの上に絵カードをランダムに並べる。

②参加者に横書きの文字カードを一枚見せる。

例：く　る　○、　だ　い　こ　○

③テーブルの上に並べてある絵カードの中から、文字カードから予測できるものを選んでもらう。

④いちばん速く絵カードを選ぶことができた人には、正の強化としてプラスポイントを与える。

実施上の留意点：

大きい文字カードを用意し、文字と文字の間隔をあける。文字を入れるところは必ず○印を記載しておく。

アレンジ法：

難易度を上げる場合⇧

・文字と文字の間隔をさらに広くする。

・○の数を増やす。

難易度を下げる場合⇩

・文字と文字の間隔を狭くする。

・○に言葉を入れておく。

絵合わせ

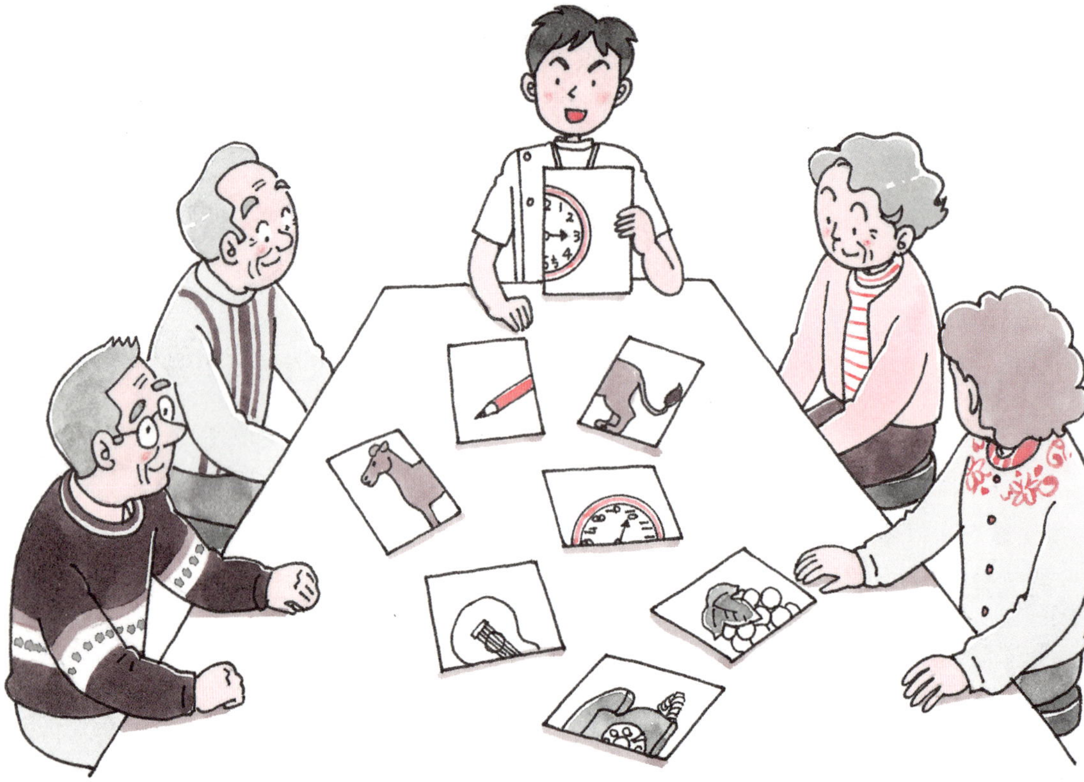

普通

主目的：半側空間無視の改善

副目的：注意力の改善

人　数：2名以上～

材料用具：中央から切ってある絵カード10～15組×参加人数、ポイント駒

進行方法：

教示　これから、右側の部分だけ書いた絵カードをお見せします。みなさんは、その絵を完成させるために、左側の絵の部分を、テーブルに並べられている絵カードの中から選んでください。

①司会者はまず、テーブルに左側半分の絵カードを4種類（人数分）ランダムに配置する。

②司会者は、「みなさん、目をつぶってください」と指示を出す。

③「はい、目を開けてください」と声をかけ、右側のカードを見せた後、「これは○○ですね。左側の絵を選んでください」と言い、カードの中から選択してもらう。

④いちばん早く正答した人に、正の強化としてポイントを与える。

実施上の留意点：

視覚障害のある方が参加される場合は、大きい絵カードを用意する。

アレンジ法：

難易度を上げる場合⇧

・物品名を提示しない。

・選択肢を増やす。

難易度を下げる場合⇩

・選択肢を減らす。

シチュエーション

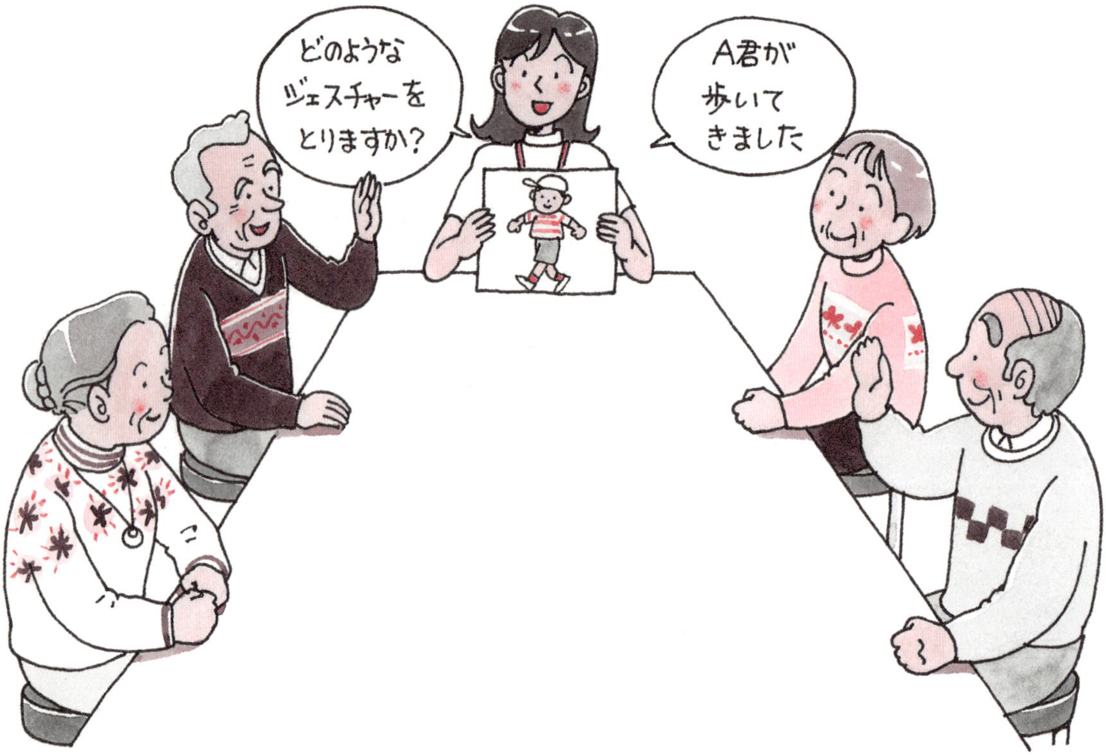

易

主目的： 失行症の改善

副目的： 聴覚的理解力向上（短文レベル）、注意力向上

人　数： 2名以上～5名程度

材料用具： ポイント駒、ホワイトボード、マジック（ホワイトボード用）、動作絵カード

進行方法：

教示　みなさんに今から、あるシチュエーションをお話しします。例えば、「今日は友達のＡ君と待ち合わせをしています。向こうから、あなたの友達のＡ君が歩いてきました」と言います。そのとき、「どのようなジェスチャーをとりますか？」と言います。その後、みなさんでそのポーズをしてください。色々なポーズが考えられますね。手を振ったり、もしくは大きく手を挙げたり……。でも正解は、このカードに書いてあるものだけとします。いいですか？　頑張って当ててください。

①司会者は、話すシチュエーションに対応した絵カードを出題数用意する。

②そして、司会者は参加者に対してシチュエーションを提示する。

例：1）向こうから友達が来ました、どのような動作をしますか？　正答→〈手を振る等の動作から1つ設定する〉

2）犬がいました。あなたはその犬をこっちに来させようとします。どのような動作をしますか？　正答→〈手招きする等の動作から1つ設定する〉

③出題後、参加者それぞれにジェスチャーを発表してもらう。

④司会者がカードに書いた動作を参加者に見せる。

⑤カードと同様の動作をされた方には、正の強化としてポイントを与える。

実施上の留意点：

難聴のある方が参加される場合は、大きい声で指示を出す。

アレンジ法：

難易度を上げる場合⇧

・場面情景の説明を少なくする。

難易度を下げる場合⇩

・司会者の模倣ができたら、ポイントを与えるように設定する。

2段階命令

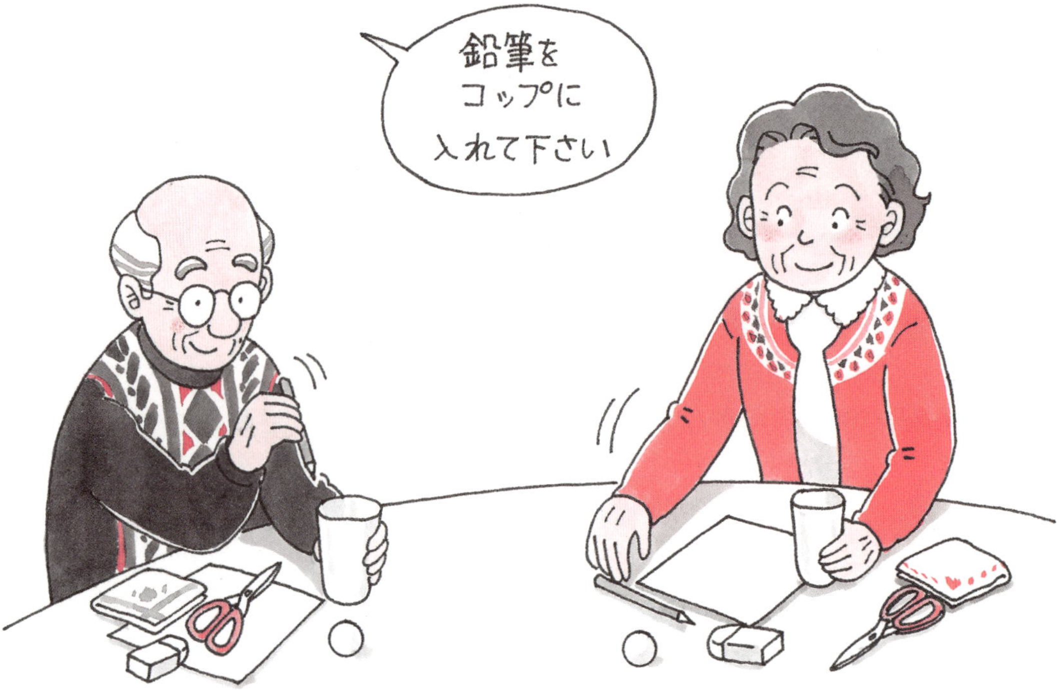

普通

主目的：失行症の改善

副目的：聴覚的理解および読解力の向上（短文レベル）

人　数：2名以上～

材料用具：白い紙・鉛筆・消しゴム・コップ・ピンポン玉・はさみ・ハンカチなど×参加人数、ポイント駒、ホワイトボード、マジック（ホワイトボード用）

進行方法：

教示　みなさんの前に物品があります。今から、私が指示するように動かしてください。早く完成した人が勝ちですよ。いいですか？

①司会者はまず、物品を参加者の前に並べる。

②司会者は指示を出す（例：鉛筆をコップに入れてください、等）。ホワイトボードに書き、音声刺激と同時に与える。

③一番早く正答した方には、正の強化としてポイントを与える。

実施上の留意点：

難聴のある方が参加される場合は、大きい声で指示を出す。

アレンジ法：

難易度を上げる場合⇧

・指示する内容を難しくする。例：鉛筆をコップに入れて紙の上に置く、等

・目の前に置く物品の種類を増やす。

難易度を下げる場合⇩

・指示する内容を簡単にする。

・目の前に置く物品を減らす。

指指

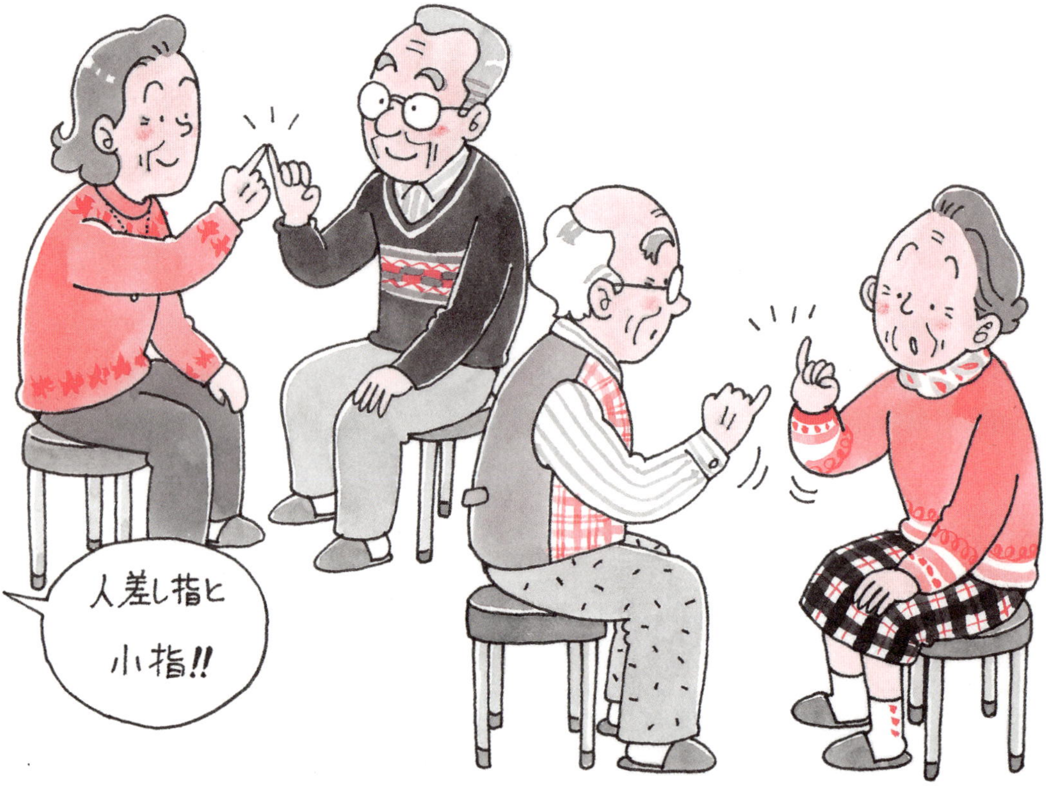

易

主目的：失行症の改善

副目的：身体概念の向上

人　数：4名以上～（偶数人数）

材料用具：ポイント駒

進行方法：

教示　みなさん、今からグループ対抗でゲームをします。私が指の名前を２つ言います。例えば、人差し指と小指と言います。そしたら、２人で協力しあって、片方の人が小指を出したら、片方の人は人差し指を出して、お互いの指と指を合わせてください。できあがったら、「はい‼」と大きな声で言ってください。

①司会者はまず、参加者を２人一組にグループ分けをする。

②「○○指と○○指‼」というように、司会者が音声にて指示を出す。

③参加者に素早く、対応する指と指を合わせてもらう。

④早く正答したチームに、正の強化としてポイントを与える。

実施上の留意点：

難聴のある方が参加される場合は、大きい声で指示を出す。

アレンジ法：

難易度を上げる場合⇧

・指示する指の数を増やす。例：「親指と小指‼　足す、人差し指と中指‼」、等

難易度を下げる場合⇩

・指示する指を同一にする。例：「人差し指‼」と言って、人差し指と人差し指を合わせる

レシピならべ

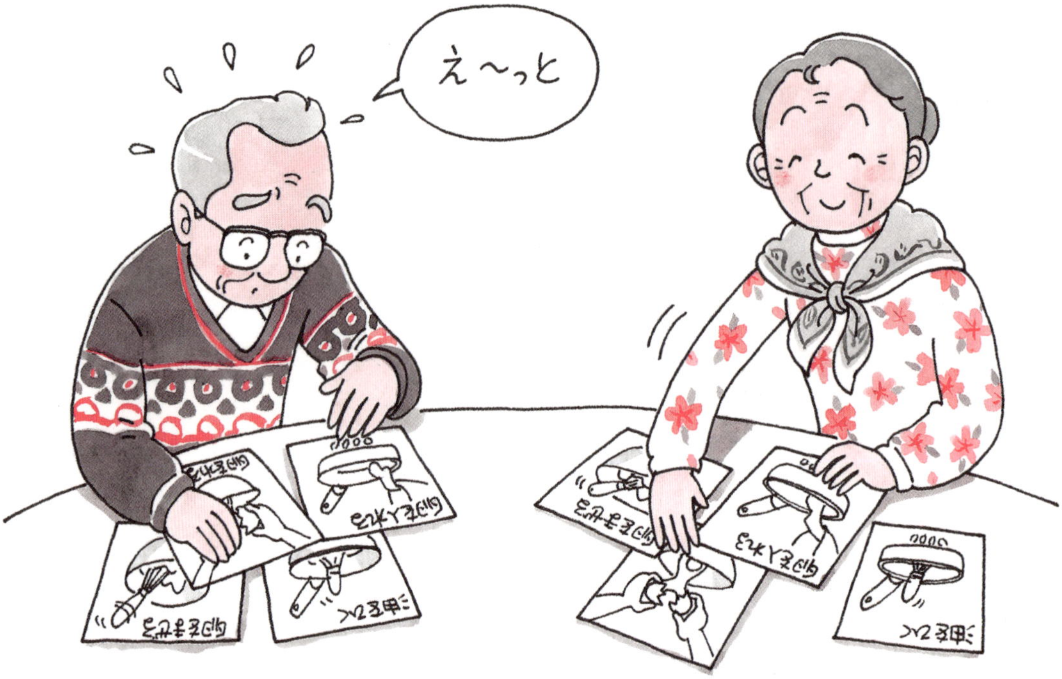

普通

主目的： 矢行症の改善

副目的： 論理的思考の改善、文章読解力の改善

人　数： 2名以上～

材料用具： 料理の作り方を手順別に書いた絵＋文字カード（例：卵焼き→卵を割る・調味料を入れ卵を混ぜる・フライパンに油を敷く・卵を少しずつ入れて焼く）料理別5種類×参加人数、ポイント駒

進行方法：

教示　これから配るカードを、ちゃんと料理ができあがるような手順で並べてください。

①司会者はまず、参加者の前に、ひとかたまりにした（順番はバラバラにしておく）カードを配置する。

②司会者は、「料理ができあがるように並べ直してください」と指示を出す。

③一番早く正答した方に、正の強化としてポイントを与える。

実施上の留意点：

視覚障害のある方が参加される場合は、大きい絵カードを用意する。

アレンジ法：

難易度を上げる場合⇧

・料理の調理行程の多いものを設定する。

難易度を下げる場合⇩

・料理の調理行程の少ないものを設定する。

体指し

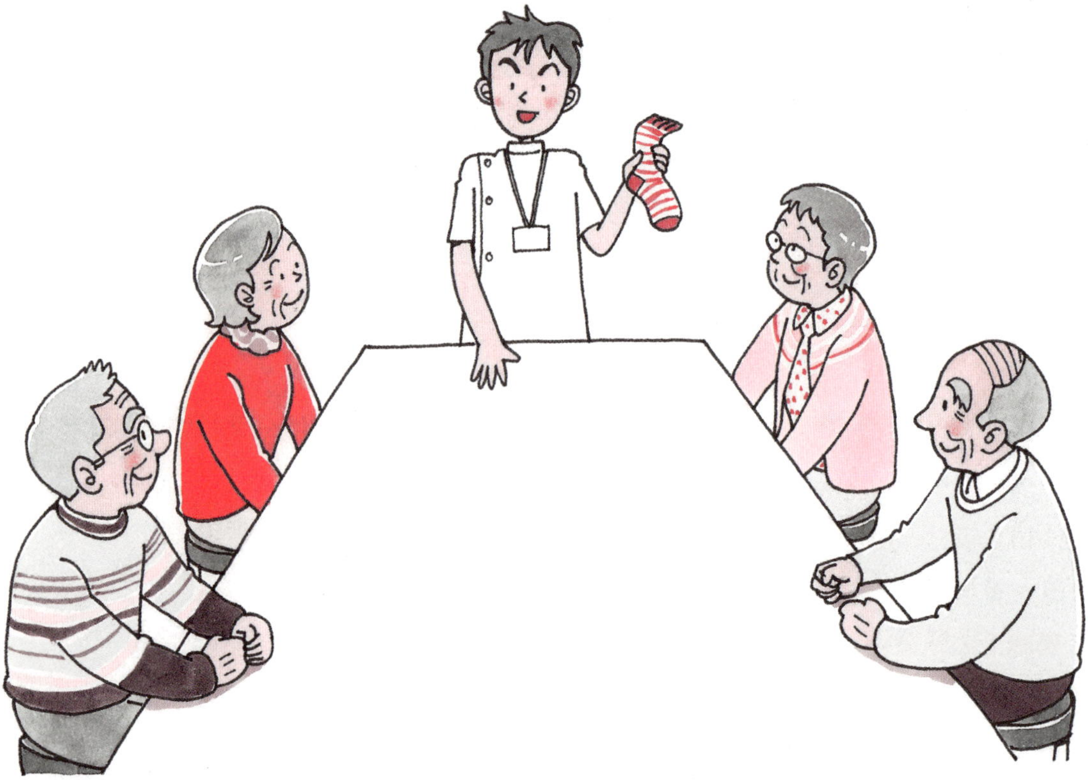

易

主目的： 失行症の改善

副目的： 身体概念の改善

人　数： 2名以上～

材料用具： ホワイトボード、マジック、衣類数種類、ポイント駒

進行方法：

教示　みなさんに今から、あるものをお見せしますので、それが体のどこの部位に関係するのかを、私が「せーの」と合図をかけた後に、即、その部分を指してください。

①司会者はまず、衣類（例：靴下、マフラー、等）を参加者に5秒間見せる。
②司会者は、「せーの」と指示を出す。
③参加者には、それに関係する部分を指してもらう。例：靴下→足を指す、マフラー→首を指す
④正解した参加者には、正の強化としてポイントを与える。

実施上の留意点：

視力障害のある方が参加される場合は、前方に座っていただき、物品がよく見えるように提示する。

アレンジ法：

難易度を上げる場合⇧

・提示する物品を2つに増やす。

難易度を下げる場合⇩

・相手の身体を指させる。

この音どれ？

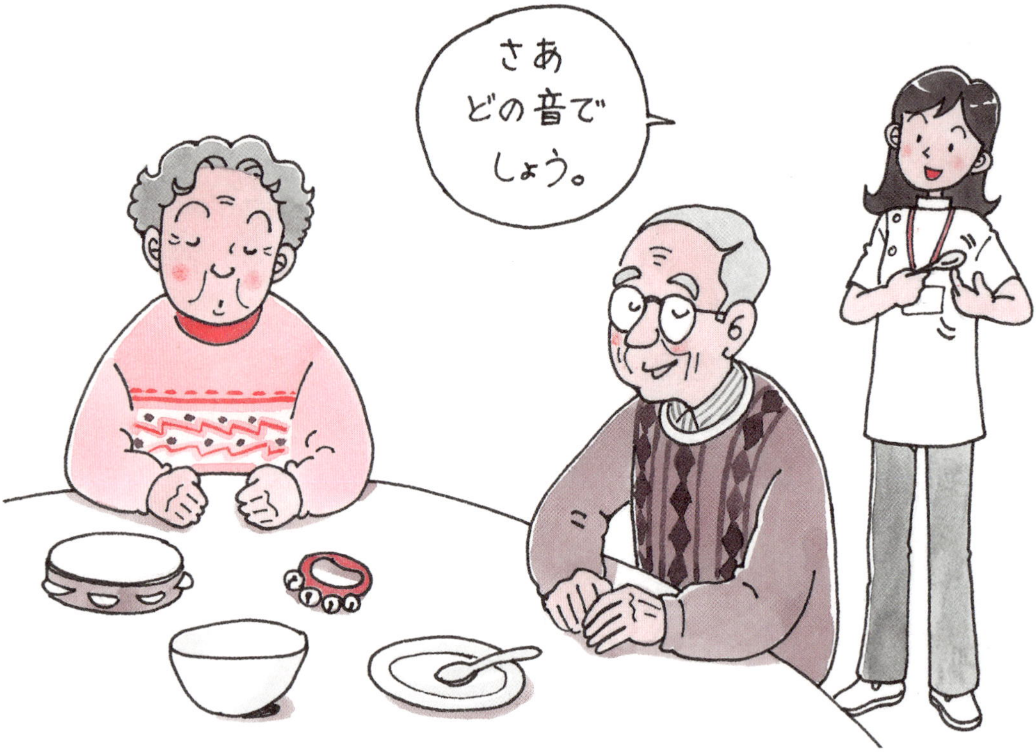

普通

主目的：聴覚失認の改善

副目的：注意力の改善

人　数：2名以上～

材料用具：ホワイトボード、マジック（ホワイトボード用）、太鼓・鈴・皿・スプーン・ボールなどの物品各2個ずつ数種類、ポイント駒

進行方法：

教示　今から、みなさんにある音をお聞かせします。どの物品の音かわかった人は、テーブルの上に並べられた物品の中から素早く選んでください。

①司会者はまず、物品（例：太鼓、皿、等）をテーブルに並べる。

②司会者は、「よーく聞いてください」と指示を出し、手元が見えないようにして音を出す。

③並べてある物品の中から、参加者に選んでもらう。

④早く選択し正解した参加者には、正の強化としてポイントを与える。

実施上の留意点：

難聴の方がグループに参加しておられる場合には、このゲームは使用しない。

アレンジ法：

難易度を上げる場合⇧

・物品ではなく絵カードを提示する。

難易度を下げる場合⇩

・音を聞かせた後、音を擬音化する。例：太鼓→トントン、鈴→シャンシャン、等

何色？

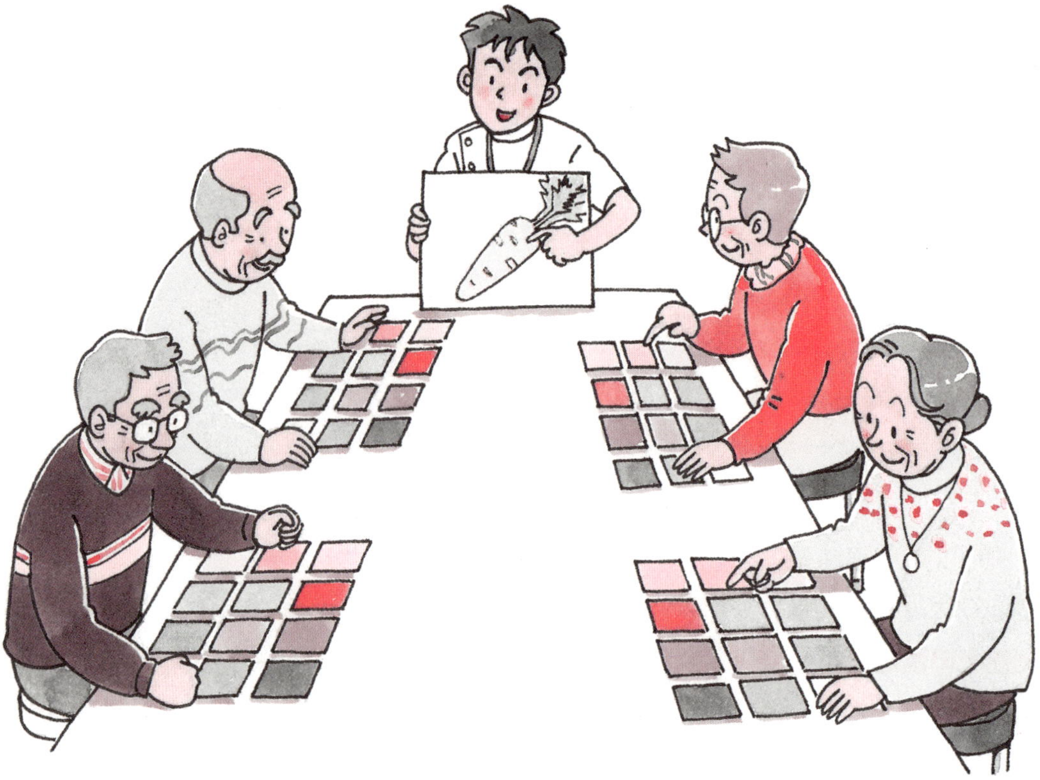

普通

主目的：色彩概念の改善

副目的：注意力の改善

人　数：２名以上～

材料用具：一部分色を塗っていない絵カード数種類、色カード12色×参加人数、ポイント駒

進行方法：

教示　これから、お見せするカードには色の塗っていない部分があります。この部分に何色を塗ったらよいか、手持ちの色カードの中から選んでください。

①司会者はまず、参加者の前に色カードを配置する。

②司会者は、「ここの部分は何色でしょうか」と指示（色の塗っていない部分を指さしながら）を出す。

③その部分の色を、事前に配っておいた色カードの中から選択してもらう。

④正答した人に、正の強化としてポイントを与える。

実施上の留意点：

視覚障害のある方が参加される場合は、大きい絵カードを用意する。

アレンジ法：

難易度を上げる場合⇧

・空白の部分を増やし、数色の選択をさせる。

・選択肢を増やす。

難易度を下げる場合⇩

・選択肢を減らす。

1）山鳥　重：神経心理学入門、医学書院、1985.
2）江藤文夫訳：高次脳機能検査法、医歯薬出版、1981.
3）今村陽子：臨床高次脳機能評価マニュアル、新興医学出版社、1998.
4）石合純夫：高次神経機能障害、新興医学出版社、1997.
5）江藤文夫、他：高次脳機能障害のリハビリテーション、医歯薬出版、1995.
6）波多野和夫編：失語症のホームケア、医歯薬出版、1999.
7）鈴木　勉、他：失語症のグループ訓練、三輪書店、1994.
8）竹内孝仁、他：遊びリテーション、医学書院、1989.
9）竹内孝仁、他：リハビリ・ゲーム、中央法規出版、1984.
10）多田千尋：リハビリ手遊び、婦人生活社、1998.
11）赤星建彦：高齢者の療育音楽、東京ミュージックボランティア協会、1995.
12）赤星建彦：楽器でリハビリ、東京ミュージックボランティア協会、1994.
13）志村文世：昭和思いでの歌、野ばら社、1986.
14）志村文世：こどものうた、野ばら社、1986.
15）折井英治編：ことわざ辞典、集英社、1962.
16）全国失語症友の会東京支部編：みんなで楽しく・コミュニケーションゲーム、全国失語症友の会連合会、1992.
17）レクリエーション．作業療法ジャーナル 28：11、三輪書店、1994.

注意力障害

◉仮名拾いテスト

注意機能（持続、配分、転導等）を評価できる。実施方法は、「あ・い・う・え・お」の５文字を物語り文の中から、２分間でできるだけたくさん選んでもらう。ただし、同時に内容も考えながら実施しなくてはいけない。

◉連続７減算テスト

注意機能（主に持続、転導等）を評価できる。実施方法は、被験者に100から７ずつ引いていき、答えを口頭表出させる。答えが負の数となる直前まで続ける。採点は、正しければ１点、間違いは０点、引かずに増えた場合は－１点とする。

◉Wisconsinカード分類テスト

注意機能（主に転導等）を評価できる。実施方法は、赤・緑・黄・青の１～４個の三角形・星形・十字形・円からなる図形の印刷されたカードを用い、被検者に色、形、数字の３つの分類カテゴリーのいずれかに従って反応カードを置いていくことを指示する。

◉数字復唱

注意機能（主に持続等）、短期記憶を評価できる。実施方法は、検者が言った数字を復唱してもらう。数字は２桁から始め、正しく復唱したら、順に１桁ずつ増やしていく。

失語症

◉標準失語症検査

言語症状を評価できる。聞く、話す、読む、書く、計算の下位項目を6段階で評価する。被検者の反応特徴を細かく評価することにより、言語リハビリの手がかりが得やすくなっている。

◉WAB失語症検査

言語症状を評価できる。言語面に加え、行為、構成に関する課題、動作性知能を包括している。結果は課題ごと、項目ごとに算出したプロフィールと失語指数に整理され、失語症タイプと重症度判定が可能となっている。

◉重度失語症検査

重度失語症者のコミュニケーションの残存能力を言語・非言語の両領域にわたって評価できる。導入部（挨拶、名前、年齢、住所）と非言語基礎課題、非言語記号課題、言語課題の4部門に分かれた検査、および行動観察表、家族への質問紙などからなる。

◉実用コミュニケーション検査

社会生活におけるコミュニケーション能力を評価できる。採点は正確さより、情報が伝達できたかどうかという実用性に重点がおかれている。結果は得点化されると同時に、コミュニケーションの実用のレベルに分けられる。結果の解釈とともに具体的訓練法を提示してある。

記憶障害

◉三宅式記銘力検査

聴覚的な短期記憶を評価できる。被験者に有関係と無関係対語を各々10組提示し、その場で復唱し暗記させる。検者は指示終了直後に対語の一方を順に提示し、被検者に他方を再生させる。10秒待っても回答がない場合を忘却とする。1回目に全部正答しない場合には同一の課題を3回まで施行し、正しく再生された単語数を数える。

◉ベントン視覚記銘検査

視覚認知、視覚構成能力、視覚性短期記憶を評価できる。実施方法は、1枚ずつ図版を提示し被検者に覚えさせる。一定時間後にそれを隠し、用紙に書かせる。同様に10枚続ける。

◉Wechsler記憶尺度

総合的な記憶能力を評価できる。個人的な情報と最近の情報、見当識、論理的記憶、数字の復唱、記憶による視覚的再生関連対語学習などからなる。

視覚・視空間認知障害

◉標準高次視知覚検査

視知覚認知障害を総合的に評価できる。検査項目は多数だが、予測される認知障害に関する項目のみを施行してもよい。

◉線分二等分テスト

半側空間無視を評価できる。実施方法は、水平な線分を提示し、目分量で線の真ん中に印をつけさせ、二等分させる。線分の長さは20cm前後のものを用いるのが一般的である。

◉線分抹消検査

半側空間無視を評価できる。実施方法は、30本の線分をB5の用紙に左1/3、中1/3、右1/3、各々10本ずつになるように配置した用紙を用意し、全部の線分に印をつけさせる。見落としの量と分布が最終的な評価基準となる。抹消の順序にも注目する。

◉描画検査

半側空間無視、構成障害を評価できる。実施方法は、手本を示すことなしに、口頭で指示したものを描かせる。描く対象は、時計の文字盤、立方体、卍、花の絵、家と木などを用いる。

行為障害

◉標準高次動作性検査

観念失行、観念運動失行など行為障害を評価できる。検査項目は多数だが、必要に応じて部分的に実施しても構わない。被験者の反応は基本的に9種類に分類される。

構成障害

◉コース立方体組み合わせテスト

知能、構成障害等を評価できる。実施方法は、色の塗られた複数個の立方体を使い、見本として示された模様と同じ模様を作る。一定時間内に正しく作ると増加点が加算される。

◉ベンダーゲシュタルトテスト

視覚認知、視覚運動統合に関連した能力を評価することができる。実施方法は、被験者に、9個の幾何学的線と点による図案をそれぞれ再生させる。図案再生は統合の誤り、ゆがみ、保続および回転に関して注意し採点する。

おわりに

そもそもグループゲーム集を作成してみようと思ったきっかけは、毎年、当院に来る実習生たちの訴えからでした。その訴えとは、「グループ訓練の課題を実施するとき、障害に関する目的をもって機能向上に重点を置いて実施すると楽しい内容にはならない。しかし、楽しいことに重点を置くと、機能面に対する目的意識がおろそかになってしまう。結果的に、どういう課題をやったらよいかわからない」というものでした。そのようなとき、実習指導者として、学生たちに高次脳機能障害者の方に対するグループ訓練の参考になる本を紹介したいと思うのですが、現時点では全般的な高次脳機能障害のグループ訓練集はないのが現状でした。そこで、私も10年以上STとして仕事をしておりますので、これまで実践してきたグループ訓練などの臨床の経験をいかし、グループ訓練の考え方や実践法をまとめることによって、現在のそのように悩んでいるリハの学生さんをはじめ、高次脳機能障害の方に関わるスタッフの方々に参考にしていただけるのではないかと思い作成した次第です。

まとめながら常に心がけたのは、STの職に就いた当初から思っていること、グループ訓練は当然訓練であるため、問題点を意識して、そこに目的が存在しなければいけないということです。しかしそればかりではなく、皆が集まるのだから、楽しい雰囲気、楽しい訓練課題でなくてはならない、つまりみんなが参加して楽しいと思えるような課題を考えようということでした。今回は、その目的は達成できたのではないかと感じています。

しかしながら、治療場面としてのグループの位置づけや治療行為のコントロール、集団の中で個人をどう評価していくのかといった、今後考慮していかねばならない問題も多々存在するのも事実です。今後もみなさまの意見を伺いながら、より良いグループゲーム集を検討していきたいと考えています。